ALIMENTACIÓN

EL GRAN

DESAFIÓ

Por Enrique Pons Sintes

Alimentos tóxicos y nocivos en los supermercados, el gran desafío,
alimentarse de forma sana sin caer en el engaño.

Agradecimientos

Agradecer a mi familia por la comprensión que han tenido durante la creación de este libro, por las horas y días en los que no he podido estar pendientes de ellos, sin ellos este libro no podría existir.

Agradecer a todas las personas que me han ayudado a investigar y a saber mas sobre nutrición, especialmente a los doctores y nutricionistas que anónima mente nos han orientado para poder entender mejor el funcionamiento de nuestro organismo y detectar los productos poco convenientes para la salud

Prologo

Este libro esta escrito basado en nuestra experiencia propia, vivida por mi familia en el último año, en relación a los productos alimentarios que encontramos en la mayoría de supermercados y centros comerciales.

Nuestra familia es pequeña, esta compuesta por tres personas, dos adultos de mas de cuarenta y cinco años, un joven de quince años, la típica familia media, con estudios e interesados por la salud y el bienestar.

No sabemos como, creemos que por accidente, pero un buen día, de repente decidimos hacer un cambio en nuestras vidas, no por encontrarnos mal o ser excesivamente obesos, tampoco influyó el tema económico, simplemente estábamos decididos a cuidarnos mas y comer mas sano.

Haciendo memoria, recordamos que en nuestra infancia, incluso en la juventud, los alimentos eran mucho mas sabrosos, aunque en ocasiones mas feos y estropeados.

Recordamos como sabían los tomates, las manzanas y un gran sinfín de productos. Actualmente ya no es así, nuestro hijo no ha conocido estas sensaciones y sabores que se han perdido con el tiempo.

Un día cualquiera de nuestras vidas, después de haber realizado la compra, en una gran superficie, como siempre compramos los jueves o los viernes de cada semana, empezamos a conversar, sanamente entre nosotros, el tema, el precio de las frutas y verduras, que habían subido espectacularmente. Surgió una conversación con relación a la calidad de los alimentos, la cual fue creciendo y ampliándose a un sin fin de productos, empezamos por las frutas, después las verduras, el pescado, la carne, los congelados, etc. Todo molestos por la subida de precios que apreciamos, esto se produjo en la primavera del dos mil quince.

Esta conversación o mejor dicho, el enojo con los precios y las calidades, nos hizo pensar en como han cambiado los alimentos desde nuestra niñez hasta los días de hoy. Durante algunos días estuvimos hablando de este tema con preocupación.

Empezamos a buscar explicación entre las amistades y conocidos, algunos médicos, nutricionistas, amigos en general, para poder llegar a alguna conclusión o respuesta a todo esto.

Hablando con estas personas, creíamos que encontraríamos alguna explicación, pero lo que sucedió fue todo lo contrario, nuestra preocupación estaba aumentando progresivamente, lo que nos llevó a investigar un poco mas todo el tema de la actual alimentación.

Acudimos a varios médicos, la mayoría amigos de la familia con la finalidad de encontrar alguna explicación sobre la influencia de la alimentación en nuestro estado de salud, esto nos animó a seguir indagando en este tema, sobre todo cuando algunos doctores asociaban algunos síntomas, los cuales nosotros teníamos, como es el cansancio, la pesadez, la falta de concentración, la obesidad, insomnio, etc, lo asociaban a una mala alimentación y malos hábitos alimentarios..

Comprobamos que todos estos síntomas, en nuestro caso son producidos por la alimentación, una alimentación que creíamos que era correcta, pero al parecer no es así por desconocimiento, nosotros comprábamos los productos que veíamos anunciados por la televisión, siempre en centros comerciales o grandes supermercados ya que creíamos que nos ofrecían mas garantías.

Después de interesarnos por el tema, decidimos hacer algo al respecto, cambiar nuestra forma de alimentarnos. No para perder peso, simplemente para encontrarnos mejor, mas saludables y estar un poco mas en forma.

Por motivos de trabajo nos hemos tenido que mover mucho en nuestra vida, por muchos países para trabajar e intentar salir adelante, por otra parte, el viajar es una de nuestras pasiones, por lo que hemos tenido la gran suerte de conocer diferentes culturas y una gastronomía muy diversa.

Nos decidimos a mejorar nuestra calidad de vida, empezando por la calidad en la alimentación, simplemente para encontrarnos mejor, sin tener ninguna idea prefijada como la de perder peso o hacer dietas, no, nada de esto, solo investigar realmente que alimentos estamos consumiendo y si no son correctos sustituirlos por otros mas correctos.

A los pocos meses, comprobamos los cambios surgidos, casi por arte de magia, sin esfuerzo alguno. Comprobamos que nuestro gasto semanal en alimentación bajo hasta un 50%, pero con una alimentación correcta y sana, sin ninguna precariedad o deficiencia, ¡increíble!.

Lo mas curioso es que habíamos perdido peso prácticamente sin buscarlo, de forma espectacular en unos meses, nos asustamos un poco ante la pérdida de peso, por lo que consultamos a nuestro médico, el cual nos hizo un chequeo completo, debido a que creíamos que si una persona pierde peso de forma inesperada, sin hacer nada para perder lo, puede deberse a alguna enfermedad, normalmente grave, por ese motivo decidimos averiguar si estábamos enfermos o que había ocurrido con la perdida de peso que los tres experimentábamos.

Después de nuestro chequeo, comprobamos que los tres estábamos en perfectas condiciones, sin enfermedades ni nada por el estilo, mas sanos, con el colesterol dentro de los márgenes normales, azúcar, tensión arterial, etc controlados en sus rangos normales, nos sorprendemos y vemos que todo ha sido provocado por nuestro cambio de alimentación y de hábitos. No dábamos crédito de que fuese tan importante la alimentación hasta ese momento.

Por este motivo, hemos decidido compartir con todo el mundo nuestra historia, experiencia, plasmándola en este libro con la finalidad de informar sobre nuestras investigaciones, experiencia sobre nuestros propios cuerpos, para que otras personas estén informadas y puedan realizar cambios en sus vidas para tener una mayor salud y calidad de vida, igualmente para así poder conseguir un comercio mas justo y exigir a la industria alimentaria una mayor transparencia, calidad en los productos que nos ofrecen.

Creemos que esto solo puedo ocurrir si los consumidores somos los que cogemos las riendas, siendo mas exigentes, basándonos en una información veraz, para que no nos traten como meros consumidores sin opinión, que compramos lo que los industriales nos ofrecen de forma indiscriminada e inconsciente.

Estamos convencidos de que esto debería de cambiar, por lo que con este libro aportamos nuestro granito de arena para que las personas como nosotros preocupadas por la alimentación nuestra y de nuestros hijos sea mas correcta y saludable.

Indice

Que encontrará en este libro

En este libro encontrará nuestra investigación sobre los alimentos que actualmente están disponibles en los supermercados y grandes superficies. Una investigación sobre el contenido, proceso de elaboración, conservantes y otros añadidos que nos agreden directamente influyendo directamente en nuestra salud y calidad de vida.

Pero también encontrará la alternativa a estos alimentos poco recomendables que nosotros mismos hemos aplicado en nuestros menús, indicándole que efectos ha tenido en nosotros dichos cambios. Todo explicado en un lenguaje sencillo, poco técnico, pero con información y estudios realizados por profesionales, nosotros simplemente queremos transmitir estos resultados de forma sencilla para que puedan aprovechar esta información y mejorar su alimentación, si así lo creen oportuno, en todo caso hablamos de nuestra experiencia propia.

Nuestra finalidad no sido nunca perder peso, la finalidad es que cada persona se siente bien con su peso y con su vida, con mayor calidad, con conciencia sobre su alimentación. Al fin y al cabo, como bien se dice *"Somos lo que comemos"*, lo cual, creemos que dicha frase es muy acertada, sobre todo hoy en día.

Actualmente disponemos de un sin fin de productos alimenticios, una increíble oferta, productos de agricultura biológica, herbolarios, medicinas, productos dietéticos, por no decir de negocios que nos prometen perder peso en unos días, productos milagro, etc, mucho o demasiado, según nuestro parecer, es como una jungla llena de trampas, pero se ha parado a pensar si estos productos realmente son válidos para su alimentación, para su familia, sus hijos o simplemente se trata de una rama mas de la industria alimentaria que solo pretende recoger beneficios con estos productos. En este libro vamos a lanzar le algunas preguntas, las cuales cada uno deberá encontrará su propia respuesta.

No estamos a favor ni en contra de la industria alimentaria, los productos bio, ecológicos, los medicamentos, las dietas, etc, no, no lo defendemos ni lo atacamos, simplemente tenemos nuestra propia opinión sobre este tema. Cada uno debe llegar a sus propias conclusiones, nosotros lo hacemos basándonos en nuestra propia experiencia.

¿Ha pensado alguna vez que muchos de los productos que actualmente compra son una trampa mortal? Sabía que la mayoría tienen productos nocivos incluso tóxicos, productos que están autorizados por los correspondientes gobiernos o responsables de sanidad de cada país, pero ¿realmente son inocuos, inofensivos?, son de fiar nuestros gobiernos y sus medidas sanitarias o todo forma parte de un gran negocio e intereses.

No por estar autorizados, significa que sea inofensivos, en este libro le explicaremos algunas cosas que a lo mejor pueden alarmar a mas de una persona, no es nuestra intención, pero hablamos muy claro en referencia a este tema, aveces demasiado.

En definitiva, en este libro encontrará la historia de una familia, nuestra propia experiencia con un texto claro sin tecnicismos, simplemente le explicare los cambios que hemos realizado en nuestra dieta, el como, el porque, para que cada persona que lea este libro tome sus propias conclusiones, nosotros animamos a todo el mundo, en cualquier país o continente que reflexione sobre lo que exponemos, que intente ponerlo en práctica, no pierde nada, incluso dedicará menos dinero a su alimentación y de seguro se sentirá mucho mejor, sin dietas, sin obligaciones.

Le animamos a que siga con la lectura y reflexione sobre este escrito y si le parece, póngalo en práctica, su cuerpo y su propia familia se lo agradecerán, vivirá mas feliz y sano.

A quien va dirigido

Este libro va dirigido a todas las personas que como nosotros se están dando cuenta que los alimentos ya no son como antes, a todas las personas preocupadas por la obesidad, a todas las madres y padres de familia preocupados por sus hijos y su futuro, incluso este libro esta dirigido a la creciente industria alimentaria, para que compruebe que no pueden vendernos cualquier cosa, solo esperando los beneficios, a pensar en que estos productos son consumidos por personas, normales y corrientes que al fin y al cabo son sus clientes actuales y futuros.

También esta dirigido a nuestros gobernantes y responsables de la sanidad en la alimentación en cualquier país, para que legislen para el consumidor y no para los lobbies de la industria alimentaria, que no les den rienda suelta para vendernos sus productos sin control y con engaños.

Esta dirigido a cualquier persona que quiera mejorar su vida, perder peso, ganar calidad de vida sin que le suponga un sacrificio, ni físico ni económico, simplemente que sea algo natural, sin problemas.

No esta dirigido a las personas que quieran perder esos kilos de mas en unas semanas, a esas personas que buscan milagros, los milagros no existen.

Para las personas que quieran perder peso, tener una vida saludable, no volver a coger esos kilos que han perdido al dejar su dieta. Este libro le ayudará a perder peso de forma natural, sin prisas, sin matarse a deporte, sin modificar demasiado su día a día y sobre todo a no volver a coger peso ya que no se trata de hacer dietas, si no de cambiar los hábitos en la alimentación, sin traumas ni sacrificios.

No va dirigido a teóricos o científicos, va dirigido a personas y familias normales, corrientes preocupados por esta materia independientemente donde vivan en Europa, Asia o América.

También se dirige a las familias con pocos recursos o que quieren reducir su gasto en alimentación pero sin perder calidad alimentaria, familias con hijos preocupados por su futuro y bienestar. Le daremos consejos y trucos para poder nutrirse correctamente sin tener que invertir mucho dinero.

Actualmente estamos viviendo en España, en una zona realmente cara como son las Islas Baleares, somos tres personas y vivimos perfectamente con unos ochenta euros a la semana, los tres, sin privarnos de nada, comiendo carne, pescado, verduras, pan, etc, y aun se podría vivir con menos.

Teniendo en cuenta que estamos obligados a invertir una cantidad de dinero fija para comprar agua potable, si agua potable. Aunque estamos en el siglo veintiuno, en Europa, aquí en España todavía hay zonas sin agua potable, aunque sean zonas turísticas conocidas por todos.

En nuestra población, en la ciudad de Mahón, por increíble que parezca al tratarse de un destino turístico importante, parece increíble que el agua que sale por el grifo no sea potable, no puede ni utilizarse para cocinar, lo que nos obliga a comprar botellas de agua potable para beber y cocinar, increíble pero real como la vida misma, no es algo puntual, ya viene de lejos, pero lo mas increíble, que ya roza la sin razón, es que el agua que nos sirven, contaminada, no sirve para nada, es la mas cara de España, la cobran como agua potable de primer nivel, es una vergüenza, pero así tenemos que vivir, de lo contrario nos cortan el suministro y ni para ducharnos tendremos agua. Actualmente solo la utilizamos para el aseo personal y limpieza de la casa.

Con el dinero indicado anteriormente para nuestro sustento incluimos unos 36 a 40 litros de agua embotellada unos 10 euros por semana.

En muchas ocasiones, al escribir este libro, se nos ha pasado la idea de que la propia industria alimentaria esta controlando la población, su desarrollo y control ya que después de haber analizado muchos productos, especialmente los que nos venden habitualmente en los supermercados, centros comerciales y viendo la evolución de los alimentos que cada días son mas sintéticos, manipulados genéticamente, prefabricados o forzados como son las hortalizas, verduras y los productos fabricados en granjas como son los pescados, carnes, etc.

Nos dicen que no hay suficientes alimentos para todos, que ya somos muchos los que vivimos en este planeta y por lo tanto no hay suficiente alimento para todos, por ese motivo estamos comprando productos modificados y de granjas controladas, cuando la triste realidad es que los granjeros y agricultores deben dejar de trabajar sus tierras, el ganado desaparece, ya que la industria fabrica estos alimentos mas baratos y en mayor cantidad en sus laboratorios, eso de que no hay alimentos para todos no es del todo correcto ni cierto, simplemente nos intentan vender productos artificiales asfixiando a los verdaderos productores. No será que nos están cambiando los alimentos por otros que ofrecen mayores beneficios económicos a la industria, sin tener en cuenta los efectos que pueden tener en la población con el tiempo y la cantidad que ingerimos.

No será que se están eliminando los productores primarios, si esos que cultivan la tierra, su ganado o pescan sus productos para vendernos a la vez que ellos mismos los consumen. No será que al no estar en la dinámica de todo el mundo, trabajar, comprar, etc, no ellos cultivan sus propios productos y venden el resto, lo cual los coloca fuera de este consumismo.

No será que la propia industria y los gobiernos quieren suprimir estas personas por no comulgar como el resto de la sociedad, por lo tanto no los pueden controlar al tener mayor libertad que el resto de mortales.

Los gobiernos cada día crean leyes para este grupo de productores, cada día mas estrictas, con mayores obligaciones, con la escusa que es para garantizar que los productos son sanos y correctos, lo cual significa un gasto para los productores cada día mayor. ¿hasta cuando esta asfixia?.

Cuando ya no existan estos productores solo la industria sintética será la que suministre y controle todos los alimentos, lo cual nos parece sumamente preocupante, parece una película, en la cual siempre hay alguien que quiere dominar el mundo, es muy estremecedor, pero todo esto puede cambiar, nosotros los consumidores tenemos la solución.

Cuando uno se entera que modificando la alimentación se puede modificar a voluntad de un individuo, nos empezamos a preocupar. Existen estudios realizados con ratas en los que se demuestra que con la alimentación podemos cambiar el comportamiento del animal sin que sea consciente o tenga recuerdo alguno del comportamiento anterior al consumir el producto original. Cambiando la composición de un alimento podemos cambiar el comportamiento. ¿no les preocupa esto?

Nos ponemos a temblar cuando vemos los productos que un laboratorio cualquiera saca al mercado como de última generación, como por ejemplo, modificar los sabores originales de los tomates u otros y sabiendo que se puede modificar la voluntad y comportamiento de una persona con un simple alimento, realmente vemos con preocupación el gran poder que tiene la industria alimentaria y los propios gobiernos mediante la alimentación.

Este libro también va dirigido a todas las personas preocupadas por su salud y por el medio ambiente, así como a los científicos que juegan con estos alimentos los cuales sin saberlo pueden ser manipulados por empresas y gobiernos.

Esperamos ofrecer una alternativa a estos problemas, creemos firmemente que la población, sus pobladores debemos tener la fuerza suficiente para exigir un respeto con nuestra alimentación y la salud.

Ha nuestros gobernantes, pedirles una mayor cordura con este tema en vez de esperar únicamente beneficios económicos por parte de los lobbies de la industria alimentaria y química.

Presentación, nuestra historia

Normalmente en este libro me expreso en primera persona, pero indicar que somos una familia de clase media que se compone de tres personas, un matrimonio mayor de cuarenta y cinco años con un hijo de quince años, datos del año 2015.

En nuestra vida hemos tenido la suerte de tener que viajar mucho, vivir en muchos países y continentes diferentes. Tanto mi esposa como yo nacimos en España, en las islas Baleares, nuestro hijo nació en Madrid.

No voy a hablar sobre nuestros viajes y experiencias, nuestro pasado o historia, eso sería otro libro, simplemente vamos a centrarnos en el cambio que hemos realizado en nuestras vidas en relación a la alimentación y hábitos.

Aunque para poner en antecedentes al lector, creemos oportuno tener que indicar que al haber vivido en diferentes partes del mundo podemos tener una visión diferente o mas amplia a otras personas, sin querer ser mas o menos que nadie, simplemente conocemos como se come y que alimentos se adquieren en diferentes partes del mundo, sin ser mejores o peores, no entramos en ese juego.

Durante la primavera del 2015, fue cuando empezamos en pensar y a preocuparnos sobre el tema de la obesidad, yo ya pesaba ciento veinte kilogramos, casi nada, teníamos la intención, en unos años, de retomar nuestra afición de navegar con el velero por el mundo, pero comprobamos que todos los componentes de nuestra familia habíamos cogido algunos kilos de más, sin hacer nada en especial, solo con la dieta habitual, que cada día nos engordaba mas.

En esas fechas trabajaba en casa en el sector de la informática por cuenta propia, lo que me obliga a estar entre diez y doce horas diarias sentado frente a una pantalla de ordenador unido a una falta de movimiento físico, lo que actualmente se denomina vida sedentaria, fomentó mucho el que llegara al peso indicado anteriormente, el cual no es nada sano.

Ha raíz de todo esto visite al médico para hacerme un chequeo ya que habitualmente no suelo visitar mucho a los médicos, principalmente por que no he tenido la necesidad. Después de la revisión completa, análisis, electrocardiograma, etc, los resultados, casi 120 kilos de peso, colesterol 258 del malo, presión arterial entre 15/9 y 14/8, vamos una pena. El doctor me propuso unos medicamentos para el colesterol, la presión arterial y me pasó una hoja impresa con una dieta.

Realmente no soy muy fanático de la medicina, de ningún tipo, soy reacio a los químicos y le indique al doctor que prefería intentar controlarme por mi mismo, realizando algún que otro cambio, algo de ejercicio y esas cosas, el doctor me advirtió de las consecuencias, todas malas, de seguir con estos niveles, pero decidí darme un tiempo prudencial para ver si era capaz de hacer algo, de lo contrario, si no conseguía nada no tendría mas remedio que hacer caso a mi doctor y tratarme con los medicamentos.

Lo comenté con mi esposa, la cual me regañó por no hacer caso a mi doctor, pero eso nos animó a explorar, hablar con otras personas, gracias a nuestros viajes tenemos muchos amigos y conocidos por el mundo, entre ellos médicos, nutricionistas, etc, gracias a internet hoy en día es muy fácil contactar e intercambiar opiniones sobre diversos temas.

Después de hablar con mi mujer, amigos y conocidos, decidimos informarnos un poco mas sobre los actuales alimentos, primero por internet, pero nos costaba mucho asimilar toda la información que aparece por internet, la cual no toda es correcta, después compramos algunos libros que nos recomendaron, todo con la única finalidad de intentar comprobar que ha ocurrido con la alimentación.

No entendíamos como había llegado a esta situación y lo mas preocupante, desde que llegamos de nuestro último viaje, tanto mi esposa como mi hijo también habían cambiado físicamente, por cambiado me refiero a que habían ganado peso, unos kilos de más pero en menor medida, el gran cambio lo había hecho yo, creo que debido a estar tanto tiempo sentado.

Al investigar y hablar con nuestros amigos, descubrimos un gran problema, el problema de los productos alimentarios que actualmente están disponibles en la mayoría de supermercados, cuanto mas hablamos e investigamos con otras personas, peor nos ponemos, hasta el punto de decidir hacer algo al respecto, cambiar nuestra alimentación, pero de una forma progresiva, como en informática se conoce como, *"prueba y fallo"*. Esto significa, hacemos un cambio mínimo en la alimentación y en un plazo de tiempo prudencial comprobamos si vemos resultados o algún beneficio, si no hay resultados, suponemos que no funciona, si se notan cambios, vamos bien, pero todo esto hecho de una forma controlada y con ayuda de otras personas mas versadas en este tema como es nuestro doctor y otros nutricionistas.

Por cambios entendemos que detectamos alguna mejora, bien sea que nos encontramos mejor, bajamos algo de peso o que no influye negativamente sobre nuestra salud.

Pero ¿por donde empezamos?, como lo podemos hacer sin que afecte negativamente a nuestra salud, ¿que pequeños cambios podemos hacer?, son preguntas complicadas sobre todo teniendo en cuenta que no queremos tampoco tener ansiedad o notar la falta de un producto esencial, que realmente no nos suponga un problema tanto físico como mental.

Que cambiamos en nuestra alimentación

Para llegar a poder contestar esta pregunta, primero debemos saber e investigar que productos son mas caloríficos o que componentes son prescindibles en la alimentación ya que no nos aportan nada en especial e incluso pueden ser nocivos para la salud.

Investigar los productos que con el tiempo se han visto mermados en su calidad y sabor para averiguar si realmente son beneficiosos para nuestra salud y bienestar.

Nuestra intención suprimir de nuestra dieta todos los componentes de los alimentos que realmente no proporcionen ningún beneficio a nuestro cuerpo, pero comprobamos que encontrar estos componentes no es tan fácil, por lo que explicamos un poco como llegamos a nuestras conclusiones.

Vamos a empezar investigando los productos básicos, como el azúcar, la sal, el pan, etc para pasar a las proteínas, grasas, etc. En el caso de comprobar que no nos aportan ningún beneficio nutricional, buscaremos algún tipo de sustitutivo, aunque comprobarán que dicha búsqueda no es nada fácil.

La finalidad de todo esto es comer mas sano y ver realmente que es lo que nos están ofreciendo la industria alimentaria, de que forma estos productos nos pueden llegar a producir problemas de salud, obesidad y muchos otros efectos no deseados.

Sustituir los productos que denominamos insanos, por otros que sean sanos, al menos, que no sean perjudiciales o nocivos para nuestra salud. La finalidad comer sano para beneficio de nuestra propia salud.

El Azúcar

Todos sabemos que el azúcar es un producto que realmente no tiene un aporte beneficioso para nuestro cuerpo, mas bien, todo lo contrario, incluso muchos médicos y propios gobiernos aconsejan reducir drásticamente el consumo de azúcar, el cual ya se ha convertido en un problema importante. El azúcar es nocivo para la salud, pero esta permitido su consumo, algo que realmente es un tanto chocante para nos lo versados en el tema.

El azúcar es un producto altamente adictivo, se puede comparar a las droga mas dura, pero nos encanta el dulce y la satisfacción que proporciona, el cual es usado por la industria para vendernos mas cantidad de producto, se incluye el azúcar en muchos alimentos con la única finalidad de crear en nuestro cuerpo la necesidad de consumir mas, nos crea el efecto de satisfacción.

El problema radica en que la industria de los alimentos ya pone azúcar prácticamente en todos los productos que comercializan, si no es azúcar es un derivado de la glucosa para crear el efecto de adicción, lo cual hace ya muy difícil encontrar alimentos libres de azúcar, dextrosa, sacarosa, fructosa, aspartano, etc, se dice muy bien que casi todas las palabras que terminan por "*osa*" son un derivado del azúcar y nada recomendables para la salud.

¿Debemos entonces prescindir de un producto que nos encanta a pesar de que puede ser un problema de salud? Si es así, ¿cual sería un buen sustituto?

La mayoría creemos que al hablar del azúcar hacemos referencia a los dulces, las tartas, las chucherías, pero no es así, casi el cien por cien de los productos lleva azúcar añadido, camuflado o un sustituto químico, algunos productos que indican que no tienen azúcar o azúcar añadido, tienen algún derivado, tanto o mas nocivo que el propio azúcar como es la sacarosa, dextrosa, fructosa o cualquier otro derivado. Comercialmente se venden como sin azúcar, incluso válido para personas con diabetes, realmente se trata de un problema de grandes dimensiones y completamente permitido.

Especial referencia se debe hacer con los azúcares camuflados o sucedáneos, los cuales se venden como sustitutivos que incluso son más peligrosos que el propio azúcar, por ejemplo *sucrasol, sacarosa* (que es realmente azúcar de mesa con otro nombre), *aspartano* (E951), *jarabe de fructosa*, etc, vamos a hablar un poco sobre estos componentes para entenderlos mejor.

Como no soy un experto en el tema, he consultado con algunos expertos en nutrición y médicos para estar seguro de mis afirmaciones son correctas, aunque de seguro que encontrarán a alguien que lo contradiga, simplemente confíen siempre en su buen criterio ya que en este mundo se utiliza la confusión método habitual para seguir vendiendo este tipo de productos.

El problema que tenemos muchos como sociedad, es que damos por seguro que algunas personas, empresas, médicos e incluso gobiernos, siempre nos darán una versión correcta, seria y precisa, pero eso solo ocurre en contadas ocasiones.

En este mundo todo son intereses, por lo que la mayoría intenta dar una versión favorable a favor de la industria en detrimento del consumidor, al menos en muchas ocasiones, así lo he podido comprobar, lo mejor es no seguir ciegamente los mensajes que nos pueden lanzar por la televisión, radio, conferencias, actores, personas respetables, periodistas, gobiernos, etc. Esto debe de ser un motivo mas que suficiente para interesarnos en saber la verdad.

Siempre me he preguntado si los actores que salen por la televisión anunciando productos, deportistas, médicos, realmente son conscientes que solo usan su imagen para vendernos algo que en muchas ocasiones nada tiene que ver con la verdad del producto, entiendo que todos debemos vivir y los actores son eso, actores, pero utilizan su imagen para convencer a la sociedad.

Cuando veo a una persona pública y conocida anunciando algo simplemente no le presto ninguna atención ya que simplemente utilizan su imagen, si el producto fuera realmente bueno no sería necesario utilizar la imagen de ningún conocido.

Hoy en día con internet, redes sociales, etc, resulta tremendamente fácil investigar, informarse y verificar noticias, pero cuidado, en internet existen verdaderos timos y opiniones nada reales, hay que utilizar la cordura y contrastar lo obtenido con otras fuentes.

La inacción, el no hacer nada e ir a lo cómodo es lo que nos lleva como sociedad a ser un simple consumidor ciego y sin pensamiento. Nos movemos por inercia y nos llevan a donde quieren. Creo que es nuestra obligación dejar de ser tan cómodos y empezar a tener concienciación sobre lo que consumimos y extrapolarlo a todo lo que pasa en nuestra vida, seguro que nuestros hijos nos lo agradecerán.

Después de este inciso, sigo con la investigación del azúcar y a la búsqueda de algún sustituto:

El *azúcar común*, también se denomina *sacarosa*, los dos nombres provienen de la glucosa por lo que son lo mismo, el mismo producto con distinto nombre. Por lo que no es correcto que un producto industrial indique que no tiene azúcar añadido y en cambio en la etiqueta, en sus componentes encontramos *sacarosa*, realmente es *azúcar común*, pero comercialmente se indica que no lleva azúcar, correcto a medias, lleva *sacarosa* que es lo mismo, se trata de un juego de palabras que utiliza la industria para vender y camuflar las cosas.

Igual ocurre con la *dextrosa*, encontrará por ejemplo que la mayoría de embutidos, sobre todo el jamón cocido y muchos otros así como congelados y pre-cocinados llevan *dextrosa* entre sus componentes, eso no es mas que un derivado del azúcar, igual de nocivo.

Deberíamos empezar a tener la sana costumbre de consultar las etiquetas que llevan todos los productos antes de adquirirlos, algunas de difícil lectura, pero creo que es un buen hábito para decidir la compra de un producto.

La *fructosa* por ejemplo se encuentra entre la mayoría de bebidas comerciales, muchos alimentos procesados están endulzados con *jarabe de fructosa*. El *jarabe de fructosa* es un derivado del maíz, se conoce por las siglas HFCS, es mucho mas barato que el azúcar obtenido por la caña de azúcar o la remolacha, por eso lo encontramos en muchos alimentos y nos lo venden como saludable, nos indican que la *fructosa* viene de la propia fruta, que es un endulzante natural, nada mas lejos de la realidad. El *jarabe de fructosa* se somete a procesos químicos y al refinado que lo convierten en un producto nocivo.

La fructosa natural, de las frutas, es menos nocivo que el *jarabe de fructosa*, pero la industria no utiliza fructosa natural, si no el *jarabe de fructosa*, el cuerpo no puede metabolizarlo este producto, es mas, el cuerpo la ve como una sustancia extraña, por lo que la convierte automáticamente en grasa, "*El jarabe de fructosa es el azúcar que mas engorda*" solo nos proporciona grasa y es uno de los responsables de la obesidad en el mundo.

Seguro que muchos lectores habrán visto que mucha gente al café, leche, fruta, incluso personas con diabetes, utilizan este endulzante líquido o en polvo convencidos que es saludable y mejor que el azúcar, válido para las personas con el azúcar alto en sangre, nada mas falso, en realidad es todo lo contrario, es un producto altamente nocivo sobre todo para las personas con diabetes, pero en cambio es incluso avalado por médicos.

La fructosa no es un azúcar saludable, su consumo aumenta el nivel de triglicéridos en sangre (colesterol del malo), debe evitar este producto las personas con anemia, cáncer en la sangre (leucemia) y problemas hepáticos (hígado).

Vamos después de nuestra investigación comprobamos que no es un buen sustitutivo del azúcar, por lo que lo descartamos de nuestra cesta de la compra, pero seguimos investigando otras opciones para sustituir el azúcar.

La *sacarina* es otro sustituto del azúcar que desde el siglo diecinueve es consumido por no proporcionar calorías, muchas personas con diabetes lo utilizan como sustituto del azúcar, por lo que merece la pena investigar un poco sobre este producto.

La *sacarina* es un producto cien por cien sintético que se consigue el el procesamiento del *alquitrán de hulla*, si, no me he equivocado en la escritura, el alquitrán es un derivado del petróleo, pero actualmente se produce sintetizando el *tolueno* y de otros derivados del petróleo, vamos empieza mal nuestra investigación.

Podemos encontrar la *sacarina* en refrescos industriales, galletas para personas con diabetes, mermeladas, chocolates y en general productos dietéticos, de bajas calorías y sobre todo en productos especiales para personas con diabetes.

El beneficio principal de consumir este producto es que apenas proporcionan calorías y al endulzar es un sustituto del azúcar, en cuanto a beneficios médicos todavía no se han probado que tenga ninguno, actualmente se sigue investigando.

En cuanto a lo malo del producto o los riesgos para la salud, no se puede decir que estemos ante un producto cancerígeno, si no que es un producto que provoca un desencadenante de una agresión a nuestro organismo que como respuesta el organismo puede crear un tumor.

En resumen sobre la *sacarina*, no se ha demostrado todavía beneficio alguno en nuestro organismo, al igual que no se puede afirmar que sea negativo para el organismo, por lo que decidimos prescindir de este producto sintético en nuestra dieta. Indicar que nosotros no tenemos ningún problema con el azúcar en sangre (diabetes), las investigaciones y conclusiones de este libro van dirigida a personas sanas sin problemas en cuanto a alergias, diabetes, etc.

Como no terminamos de encontrar un sustituto válido para el azúcar buscamos dentro de lo mas obvio, si no utilizamos azúcar utilizaremos la *miel*, lógico, no.

Todos tenemos entendido que la *miel* es un producto sano, natural y que aporta muchos beneficios a nuestro cuerpo además de la glucosa, que sustituto puede ser mejor que la *miel*.

Investigamos este producto descubrimos lo siguiente, siempre hablamos de miel industrial, la que encontramos en el supermercado, nunca nos referimos a la miel natural que compramos directamente del productor, esa es la buena, pero difícil de encontrar, aquí nos referimos a la miel del supermercado, casi siempre marcado como miel de abeja natural, sin aditivos.

Comprobamos que casi toda la miel comercial ha sufrido un proceso de pasteurización que elimina todos los beneficios que pudiera contener. Por otro lado la miel tiene un alto contenido en glucosa (azúcar), por ese motivo debe consumirse con moderación, sobre todo para personas diabéticas, colesterol alto, tensión alta. Además la miel puede contener sustancias naturales de las flores las cuales pueden ser nocivas, como son *fibras de asbertos, berilio, vanadio, estroncino, oro, cromo*, etc todo productos nocivos para la salud. Siempre nos referimos a las mieles industriales, no artesanales.

Descartamos la miel, después de lo visto es peor el remedio que la enfermedad, sobre todo cuando en algunos casos incluso se han encontrado antibióticos en las mieles procesadas, mejor nos olvidamos de la miel.

Seguimos buscando el sustituto ideal del azúcar, buscamos en el propio azúcar, pero azúcar mas natural, como es el azúcar moreno o caña de azúcar. En este caso dimos por entendido que el azúcar moreno proviene directamente de la caña de azúcar y no ha sufrido un proceso de refinado tan brutal como el azúcar de mesa o sacarosa.

Nos dedicamos a investigar sobre el azúcar moreno, también denominado azúcar integral o mas bien dicho azúcar de caña.

Al investigar este producto nos empezamos a animar ya que este azúcar no se somete al refinado y viene directamente de la caña de azúcar. Todos sabemos que el azúcar no es bueno, pero dentro de lo malo estamos buscando una forma de endulzar nuestros alimentos para no renunciar al dulzor y bien estar que nos produce, pero con los mínimos efectos nocivos en nuestra salud.

El azúcar moreno tiene unas diferencias notables frente al azúcar de mesa o sacarosa, realmente este azúcar si tiene aportes nutricionales, nos proporciona calcio, magnesio, sodio, potasio, etc.

Pero no es todo oro lo que reluce, cuando compramos diferentes marcas comerciales de azúcar integral o azúcar moreno en los supermercados y en las tiendas de dietética o biológicas, en España, comprobamos que es un verdadero engaño, incluso los productos comercializados por la central azucarera Española, no son correctos ni provienen de la caña de azúcar.

A la industria no se le ocurrido nada mejor que utilizar azúcar refinada o sacarosa, teñirlas, en algunos casos con tintes y en otros con melaza o similar, para dar color y sabor similar al de la caña de azúcar, eso si, nos lo venden como azúcar integral cuando en realidad es azúcar común a precio de oro. En España no hemos encontrado azúcar de caña auténtica, suponemos que no hemos buscado bien, pero seguimos buscando en la actualidad.

Después de pasar un tiempo investigando el azúcar integral o de caña, desistimos ya que parece que se trata de un timo, al menos en los productos que nosotros hemos comprobado.

Es frustrante, pero no conseguimos encontrar un sustituto del azúcar común adecuado, creíamos que todo esto sería mas fácil, pero todo esto nos ha dado conciencia de lo que esta pasando en la industria alimentaria, nos venden gato por liebre en muchos casos, utilizan palabras que nosotros asociamos como buenas y saludables para intoxicarnos con otros productos y eso que no hemos tocado todavía los productos procesados.

Solo indicar que en todos los productos procesados, como pueden ser embutidos, quesos, yogures, congelados, comida pre-cocinada, comida congelada, pizzas, masas, panes, tartas, tomate preparado, chocolate, cacao en polvo, bollería, zumos y un largo etcétera contienen algún tipo de azúcar o derivado, suponemos que para tener un buen sabor y por que no, hacerlos mas deseables debido al efecto adictivo del azúcar y así aumentar las ventas.

Si hacemos la suma de todo lo que comemos durante el día, comprobaremos que somos verdaderas maquinas de procesar azúcar, es casi imposible vivir un día sin consumir azúcar o algún derivado, un triste bocadillo de pan de horno, contiene azucares, cualquier cosa, lo cual es realmente preocupante sobre todo por que nuestro cuerpo convierte los azúcares en grasas automáticamente y luego nos salen michelines, estamos mas cansados y miles de síntomas negativos más.

Muy decepcionados por todo esto, cae en nuestras manos un producto que ya conocíamos en nuestro pasado pero que nunca consumimos, supongo que por desconocimiento o que lo asociábamos a un nivel de población bastante bajo o pobre, estamos hablando de la "*Panela*".

La *panela* es un derivado de la caña de azúcar, siempre nos referimos a la panela en bloque, no industrial ni procesada, nunca compramos panela en polvo lista para su uso, solo compramos panela sin procesar en bloque, normalmente proviene de Colombia.

Normalmente este producto se encuentra en el continente sudamericano. Se trata de glucosa, por lo tanto hay que ir con sumo cuidado, se trata de azúcar, pero en este caso sin refinar y directa de la caña de azúcar, sin contener productos nocivos para nuestra salud y con un gran aporte de nutrientes.

Para empezar comprobamos que la *panela* no aporta calorías vacíos, es decir, calorías que se convierten en grasa. Su origen y tratamiento es totalmente natural, se obtiene de la caña de azúcar, se somete a un proceso de secado antes de pasar por un proceso de purificado en el que el jugo se solidifica. Su origen es cien por cien natural, siempre nos referimos a los bloques de panela sin procesar, cuanto menos manipulado mejor.

En nuestro país se vende la *panela* en bloque o procesada, con procesada nos referimos que ya se vende en sobres, molida como el azúcar común, también se asocia a productos biológicos, ecológicos y naturales, pero cuidado no toda la *panela* es igual.

Nunca compraría *panela* molida, nunca la compraría si detrás hay una marca que indica que es un producto ecológico, bio, natural, sobre todo si se vende en dietéticas y/o herbolarios. Solo compraría la *panela* en un supermercado que disponga de bloques de panela proveniente de Colombia o de algún país del continente sudamericano, nunca de una marca comercial conocida.

La *panela* en bloque es un producto compacto, con la ayuda de una tabla de madera y un cuchillo lo convertimos en polvo, bueno algo similar ya que la *panela* es muy pegajosa, pero así la podemos utilizar como el azúcar.

Desconfíen de la *panela* que ya se vende en polvo, si se fijan bien verán que esa *panela* que nos ofrecen no se apelmaza ni es muy pegajosa, lo que nos indica que no es realmente *panela*, lo mas seguro es que sea un derivado de la misma y posiblemente ni siquiera provenga de la *panela*. Actualmente se ofrece este tipo de producto en supermercados como producto natural sin refinar, siendo un engaño en toda regla, pero las personas que realmente no la conocen caen por su falta de conocimiento.

Recuerden que la *panela* se apelmaza, tiene un color poco uniforme que cambia con la temperatura y es sumamente pegajoso, su precio debe estar en concordancia no se trata de un producto de lujo, gourmet, ni mucho menos, no se dejen engañas

La *panela* aporta nutrientes beneficiosos como son las vitaminas A, B, C, D y E, minerales como el fósforo, calcio, hierro, magnesio, manganeso, zinc, cobre, carbohidratos, glucosa y un largo etcétera, todos beneficiosos y fácilmente son metabolizados por nuestro cuerpo sin convertirlos en grasa.

Después de esto, parece bastante claro, estamos ante el sustituto al azúcar convencional, pero cuidado, se trata de azúcar y no debemos abusar en su uso, si padece de diabetes, no es buena la *panela*, no es un producto milagro, es un sustituto al azúcar para endulzar, para repostería y postres, pero es azúcar, siempre hay que ir con cuidado. Aporta muchos nutrientes fundamentales y es muy energético, por lo que hay que tener precaución.

Después de los resultados obtenidos, vemos que hemos descubierto un sustituto al azúcar, por lo que lo añadimos a nuestra rutina diaria, decidimos no comprar mas azúcar refinado convencional y utilizar la *panela* como sustituto.

Nosotros no tenemos un consumo excesivo de azúcar refinada, simplemente ponemos azúcar en el café de la mañana, confección de algún postre y poco mas, bueno además del azúcar que nos incluyen en la mayoría de productos procesados.

Con la *panela* no conseguimos el mismo dulzor y sabor que con el azúcar convencional, es diferente, no es adictivo, pero como estamos dispuestos a comer solo productos buenos para nosotros, nos acostumbramos fácilmente.

Se puede utilizar perfectamente la *panela* para los postre y la repostería, simplemente donde poníamos azúcar ponemos la misma cantidad de *panela* en polvo y comprobamos el resultado, hemos comprobado que para algunos postres debemos aumentar la cantidad de panela en relación al azúcar que pondríamos en la receta habitual, es cuestión de gustos.

En pocos días nos acostumbramos y comprobamos que estamos menos cansados, mas activos, nos concentramos con mayor facilidad y rendimos más. En principio no lo asociamos a la *panela*, pero vemos cambios en muy poco tiempo, apenas unos días, todos beneficiosos.

Como no estamos seguros de que la *panela* sea el responsable, volvemos a cambiar y consumimos el azúcar refinado nuevamente, en 2 días ya volvemos a estar mas cansados, nos concentramos peor, somos mas lentos, por lo que queda comprobado, al menos en nuestro caso, que es el azúcar el que nos provoca este estado de pesadez. Tiramos a la basura todo resquicio de azúcar que encontramos en casa y la *panela* se instala en nuestra despensa.

Por fin, nos ha costado mucho encontrar un producto adecuado, pero el primer cambio que hacemos en nuestra dieta es tirar el azúcar común y sustituirlo por la *panela* en bloque, es nuestro primer paso.

La sal

Al igual que el azúcar, la sal como alimento no es de lo mas recomendable, su abuso, consumo excesivo nos puede llevar a tener problemas serios en la salud, por lo que debemos utilizarlo con precaución, pero vamos a investigar que contiene actualmente este producto básico.

Antiguamente la sal era obtenida del mar, de las salineras que mediante la evaporación conseguían este preciado producto, el cual era cien por cien natural, contenía casi un tres por ciento de agua, un dos y medio por ciento de sales como el cloruro de magnesio, litio, sulfato de calcio, etc, además la sal no era blanca, si no que había sal con un cierto color gris y también con tonos de rosado.

Actualmente la sal que consumimos y encontramos a la venta en la mayoría de centros comerciales se purifica tanto que es un producto totalmente sintético, carente de nutrientes.

La sal es indispensable para el cuerpo humano y su buen funcionamiento, nuestro cuerpo precisa aportes de sal para mantener un equilibrio en nuestro cuerpo, por lo que es un alimento fundamental, pero cuidado, hablamos de la sal obtenida por procesos de evaporación del agua de mar, no en laboratorios o de refinados. Desgraciadamente la sal que encontramos actualmente como sal de mesa común nada tiene que ver con la verdadera sal de las salineras.

Mi esposa notó que cada vez tenía que poner mas cantidad de sal en los alimentos que preparaba, me decía que la sal ya no es tal salada como antes. La probamos directamente y vemos que la sal ya parece un sucedáneo, apenas tiene ese sabor fuerte que tenía cuando eramos niños.

El proceso de refinado de la sal a 670° C, altera la naturaleza de la sal de forma drástica y a sus nutrientes. Igualmente la industria hace tiempo que ha descubierto el gran valor industrial que tienen los componentes naturales de la sal, como es el cloruro de sodio. El 93% de la sal que se refina en nuestro planeta va dirigida al mundo industrial no alimentario, el 4% al mundo de la alimentación y solo el 3% se utiliza para el consumo humano, como sal común de mesa.

Estamos ante lo mismo, con el azúcar ocurre lo mismo y ahora con la sal, pero el tema de la sal es mas complicado ya que a parte de quitar cualquier beneficio que antes nos aportaba, ahora se le añaden anti aglomerante , para que la sal siempre este en un estado de pequeños gránulos, muy blancos y que no se apelmazan con la humedad.

El anti aglomerante mas utilizado el el de *ferrocianuro de potasio* (E536), se lo podemos explicar y liarnos con palabras técnicas, pero simplemente se trata de un veneno en toda regla.

Las autoridades sanitarias indican que realmente es un tóxico pero con las pequeñas cantidades que se incluyen en la sal son inofensivas para el consumo humano, bueno eso es lo que dicen, pero no es del todo cierto.

Este producto, aparte de no aportar nada beneficioso para la salud, altera el sabor de la sal, al contrario los efectos adversos del E536 *(ferrocianuro de potasio)* aumentan en función de la cantidad que se ingiere de forma regular, puede resultar tóxico en cantidades grandes, en cualquier caso se trata de un producto acumulativo, es decir, que no solo se consume en la sal común o yodada, viene encubierta en la mayoría de alimentos procesados, por lo que se sumas al consumo diario.

Las autoridades sanitarias indican que no es nocivo y esto es cierto si solo se toma un poco de sal en las comidas, pero no es así, prácticamente casi todos los productos que consumimos llevan sal encubierta, por lo que las autoridades sanitarias no hacen referencia a la suma diaria que se consume en ese producto, solo tienen en cuentan la pequeña dosis que lleva la sal común, no todo lo que podemos acumular en un día inconscientemente, lo cual puede ser peligroso cuando menos.

En Gran Bretaña esta totalmente prohibido añadir este aglomerante a la sal común, por algo será, no les parece, o es que los ingleses son diferentes al resto del mundo.

Este producto al ser consumido de forma normal, al entrar en contacto con los ácidos del estómago liberan un gas altamente tóxico, como es el *cianuro de hidrógeno*, gas que impide la correcta respiración celular.

Aparte del E536 *(ferrocianuro de potasio)*, el cual ya es motivo de preocupación, el resto de la sal que no incluye este elemento, como es la sal fluorada como la yodada son peligrosas porque forman nitratos en el estómago, estos nitratos cuando se combinan con la proteína de carne o de pescado forman una sustancia llamada *nitrosamina*, que es altamente cancerígena.

¿Alguien se pregunta porque la mayoría de personas fallecen de cáncer actualmente, incluso jóvenes, por que ha crecido tanto la incidencia del cáncer en la población? Si no se lo preguntan, este libro no será el adecuado para usted. ¿Puede ser que la sal que nos venden tenga algo de culpa? Por mi parte no esperaré a que me afecte, cambiaré este producto.

Aunque los productos sean nombrados como sanos, realmente lo que hace que sean tóxicos no es el producto en sí, si no la dosis que habitualmente consumimos. Debemos tener en cuenta cuando hablamos de la dosis, contar con toda la sal que consumimos de forma encubierta, la encontramos en casi todos los productos incluso algunos dulces, por lo que la dosis diaria puede ser tóxica en el tiempo.

Entonces, sabiendo esto, ¿que podemos hacer? Buscar un sustituto de la sal me parece algo imposible, pero la solución es mucho mas mas sencilla que en el caso del azúcar.

Tenemos dos opciones, comprar sal natural a ser posible directamente de las salineras, lo cual es casi imposible. Comprar la sal mas natural que podamos encontrar sería una buena solución. Aun existen pequeñas empresas que envasan sal natural conseguida por métodos tradicionales, no me refiero a la sal gourmet, no es esa, eso es otra historia. Se trata de sal común originada por evaporación, no quiero dar marcas, pero en España existen estas empresas, por email les puedo indicar algunas, pero en el libro no quiero hacer publicidad.

Nosotros encontramos esta sal en un supermercado de barrio, hay que decir que esta sal no es tan bonita, no es tan blanca ni tan fina como la sal común refinada, incluso en ocasiones se apelmaza debido a la humedad, esto no es malo, al contrario es un síntoma que estamos ante sal natural, incluso su color puede ser de tono azulado e incluso algo rosado, esta es la sal que nos conviene para la salud.

Otra formula, posible es la de conseguir nosotros mismos nuestra propia sal, para muchas personas que no tienen acceso al mar es imposible, pero para las personas que viven en la costa es perfectamente posible, es muy fácil conseguir sal natural, se trata de forzar el proceso de evaporación.

Llenamos una olla grande de agua de mar, cogida en algún lugar de la costa con aguas limpias, la ponemos en un hornillo de gas y en unas 8 a 12 horas a fuego muy lento obtendremos el preciado producto, sal natural y sana para uso doméstico.

Entiendo que no todo el mundo pueda hacer esto, pero actualmente es perfectamente posible y rápido.

Para la mayoría con un poco de búsqueda pueden encontrar en supermercados locales, remarco lo de locales, no me refiero a centros comerciales y grandes superficies, aunque puede encontrarse en estos establecimientos, es menos habitual, sobre todo no comprarla en tiendas gourmet, dietéticas o de este tipo ya que le pueden vender un sucedáneo, en varias ocasiones hemos indicado no comprar en tiendas naturales o dietéticas ya que no creemos en este tipo de producto, forma parte de otra rama de la industria alimentaria que no siempre vende lo que indica el envase, debemos poder encontrar productos mas básicos y naturales.

Cambian el consumo de la sal común por sal proveniente de la evaporación, encontrará que en unas semanas tiene mucha mas energía, el cuerpo no acumula tantos líquidos y la función renal es mucho mas regular y sobre todo no afecta a la presión arterial, en definitiva mayor bienestar y salud.

Igualmente con el consumo regular de esta sal y cambiar el azúcar por la *panela* comprobamos que sin hacer absolutamente nada, en poco tiempo empezamos a perder peso, el organismo se desprende de la grasa y se nota en unas semanas.

Por estos motivos y sobre todo para la salud, aconsejamos realizar estos dos pequeños cambios en la vida cotidiana, se encontrarán mucho mejor y comprobaran los efectos beneficiosos en unos pocos días, sin tener que hacer ningún tipo de esfuerzo o desintoxicación alguna.

El pan, la repostería

Vamos a centrarnos en el pan, tenemos el recuerdo de cuando eramos niños y nuestras abuelas llevaban a moler el maíz para transformarlo en harina, que al poco tiempo horneaban convirtiéndose en un magnífico pan, muy sabroso que duraba días sin ningún tipo de conservante.

Con este pensamiento, actualmente vemos los centros comerciales y supermercados que nos ofrecen pan pre-cocinado, congelado industrial mente, eso si, muy económico y con precios muy competitivos, pero que nada tiene que ver con el pan de toda la vida.

Cuando vamos a ver al panadero del barrio, normalmente no tiene pan pre-cocinado, bueno algunos ya empiezan a venderlo, pero cuando hacemos referencia al panadero nos referimos al horno de pan de toda la vida, pero el pan que se ofrece tampoco es como el de antes, ¿que pasa con el pan?

Hoy en día la harina con la que se confecciona el pan es un producto altamente tecnológico, muy procesado y tratado, que se aleja mucho a las moliendas de la harina antiguas tradicionales.

En la actualidad el pan lleva una serie de aditivos, como son las vitaminas, pero en este caso vitaminas sintéticas que se añaden a la harina ya que al sufrir un proceso de refinado y procesado pierden todas las propiedades nutritivas propias de la harina, por eso se añaden estas vitaminas sintéticas que nada tienen que ver con las de la harina sin procesar, estas vitaminas sintéticas hacen que el pan todavía sea un alimento rico en nutrientes, eso si sintéticos, también se le añade antioxidantes, pero eso no es todo, además a la harina se le añaden humectantes como son la *glicerina, propilenglicol* (E1520) y *sorbitol*. Si esto fuera todo lo que se añade a la harina con la que comemos el pan de horno, de panadería auténtica podríamos darnos por satisfechos, pero esto no acaba aquí.

Además se le añade *sales minerales, calcio, carbonatos, fosfatos, sulfatos, proteínas y grasas como son lecitina* (E322), *diacetil tartárico* (E472-e), *glicerol* y para los vegetarianos o veganos como actualmente se les conoce, ojo al tema se le añade a la harina *monoglicéridos y diglicéridos de ácidos grasos* (E-471), de origen animal, así que de vegetal, nada de nada.

Por si fuera poco, esto no es todo, aparte de todo lo indicado se añaden azúcares como es la *sacarosa, dextrosa, fructosa, fécula de patata*, nos preguntamos y con todo esto todavía hay algún hueco para la harina de maíz o todo son químicos.

Para que todo esto parezca harina natural se le añaden blanqueantes para que la harina tenga ese color blanco intenso que la asociamos a las harinas de alta calidad, esto confiere al pan que sea mas blanco de lo habitual ya que se cree que cuanto mas blanca sea la parte interior mejor es el pan. Si en las harinas de peor calidad se añaden blanqueantes el resultado son mejores ventas para el panadero con un coste menor, todo un invento genial. Para terminar de arreglarlo todo se le añade gluten para paliar la insuficiencia debido a la insuficiencia de proteínas por parte de las harinas refinadas.

Pero y ¿porque cuando compramos el pan, no se informa de su contenido? Muy simple, cuando un panadero compra harina, levadura, agua, aceite de oliva y harina de soja ya tratados, no tiene la obligación de informar al consumidor ya que muchas veces el propio panadero no sabe que aditivos se añaden a los productos que compra, por lo cual el panadero incluso llega a afirmar que "*no usa aditivos en sus panes, que son completamente naturales y artesanales*", el problema es que los aditivos ya vienen añadidos de serie, de fábrica, realmente el panadero no los añade y por eso no debe de informar en las etiquetas, todo un invento para vendernos productos altamente manipulados sin especifica el contenido.

Muchos panaderos artesanales juran y perjuran que solo elaboran pan 100% naturales, cuando la realidad nada es así, los aditivos ya vienen añadidos en la harina que compra, pero el pobre panadero artesanal defiende a capa y espada su producto, que bien por su propia ignorancia ni siquiera sabe que no es así. ¡Que fácil nos la cuelan! ¿No les parece?, nosotros compramos este pan ya que creemos que al ser natural es mejor.

Hemos comprobado lo que ocurre con el pan de horno profesional, el no pre-cocinado ni industrial, incluso el pan 100% artesanal, ahora vamos a investigar el pan de molde.

Cuantas veces vamos con la familia al supermercado y en la línea de cajas vemos a muchas personas con sus bolsas de pan de molde, un pan saludable e ideal para los desayunos y los bocadillos de nuestros hijos, algunos envases incluso ponen pan artesanal natural y otros eslogan para hacernos ver que se trata de un producto bueno para todos.

Lo normal para el pan es utilizar harina, levadura, agua y sal, con estos ingredientes se hace el pan sin problemas, el de molde además debería llevar leche entera y mantequilla, pero igualmente sería un pan natural, no llevan mas de seis ingredientes para su elaboración, al menos en casa el que hacemos nosotros llevan esos ingredientes.

En cambio comprobamos que los panes de molde industrial, pueden llevar mas de 30 ingredientes, no son semillas y frutos secos, ojalá fuera eso. Llevan conservantes, emulgentes, correctores de acidez, grasas, espesantes, colorantes y un sin fin mas de ingredientes por el estilo.

Para el consumidor es muy difícil el saber a que hacen referencia los códigos E-300, E-330, E282, etc. Esta es una nomenclatura aceptada por todos, pero para el consumidor no le sirve absolutamente para nada ya que no sabemos realmente lo que significan, simplemente compramos el pan de molde sin mas, ojo, en muchos casos para darlos a nuestros hijos en sus meriendas.

En este libro no indicaremos que conservantes o aditivos descritos como (E-xxx) son nocivos o no, no es nuestra misión informar de esto, pero creemos que es un buen sistema para colarnos verdaderas porquerías sin saberlo, lo cual es nuestra mi opinión personal la de no consumir este tipo de pan, pero no es motivo para prescindir de este alimento tan nutritivo.

Con el pan de molde, pan de leche y otros formatos comerciales que encontramos en los establecimientos, simplemente lo que estamos comprando es un cóctel de conservantes, colorantes y sobre todo azúcares que no son nada necesarios para nuestro organismo, sobre todo es des aconsejable para nuestros hijos.

En muchos formatos publicitarios dichos productos van dirigidos al mundo infantil, incluso algunos indican que llevan vitaminas añadidas, minerales, calcio, etc, por cierto, todo sintético, que no aportan ningún beneficio al consumirlos sin contar que la mayoría son convertidos automáticamente en grasa en nuestro organismo.

Parece o dan por entendido los fabricantes de productos alimenticios que todos nuestros hijos son carentes de vitaminas y minerales, por eso se comercializan muchos productos indicando que son vitaminados con vitaminas, hierro, calcio, etc. Lo cual es un verdadero desastre, utilizan este sistema comercial ya que los padres quieren lo mejor para sus hijos, pero no se equivoquen, esto de bueno no tiene nada.

Si sus hijos tienen carencias en alguna vitamina o mineral, será su pediatra el encargado de orientar les, no los fabricantes de alimentos, ¿no les parece?. Lo que ocurre es que en muchas ocasiones nuestros hijos tienen una sobre ingesta de vitaminas, minerales, calcio, etc artificial que su cuerpo simplemente no aprovecha y los elimina sin mas.

Llevamos analizado el pan artesanal, el pan de molde, vamos por el pan de gasolinera, lo llamamos así al pan pre-cocinado congelado, ya que nunca habíamos imaginado que en una gasolinera se pudiera llegar a comprar pan, por no indicar otros establecimientos, pero este pan lo encontramos en muchos otros sitios, supermercados, en las tiendas de los chinos, en grandes superficies, en cafeterías y últimamente incluso en panaderías artesanales, el colmo.

Poco mas puedo añadir al pan pre-cocinado congelado que ya no se haya dicho anteriormente, solo que llevan aditivos que realmente no tienen desperdicio, como por ejemplo, el E-320 que combate que el pan se ponga rancio, técnicamente se denomina *bitilhidroxianisol*, esta maravilla aumenta los niveles de colesterol en sangre, a la larga produce problemas con el metabolismo del hígado.

Otra joya de la corona el E321 *butilhidroxitolueno* otro para que el pan no se ponga rancio, sus efectos se relacionan con la infertilidad y el cáncer, aunque esto no se a demostrado, solo indicar que este pan esta totalmente desaconsejado para las mujeres embarazadas. También llevan el E-300 *ácido ascórbico* esencial para que el pan aguante el proceso de congelación, no tiene un efecto nocivo para la salud, por lo cual es motivo de celebración, pero se trata de un producto 100% sintético, lo cual no es muy recomendable.

Para terminar se le añade *propionato*, para que no aparezca moho una vez congelado, que ataca directamente a nuestro estómago, es muy nocivo si tiene algún problema del tipo gastritis o problema con el estómago, hasta el punto de que puede inducir a úlceras muy graves, para terminar se le añade *dióxido de titanio*, se trata de un blanqueador utilizado por la industria del pan para que parezca mas blanco, este producto también se usa para las pinturas y revestimientos de todo tipo no alimenticio.

Cuando comprobamos todo esto y vemos como el consumo de este tipo de pan se ha disparado ya que es muy cómodo encontrarlo calentito por todas partes, nos preguntamos si realmente somos conscientes de los que estamos comiendo, realmente estamos haciendo todo lo posible para tener problemas de salud, sobre todo para nuestros hijos ya que nosotros somos de una generación que hemos tenido la suerte de comer bien y sano, pero nuestros hijos o los niños que están naciendo, realmente, como les afectará esta alimentación durante su vida.

Actualmente ya es muy evidente, solo debe hablar con amigos o conocidos, y quien no tiene algún familiar o amistad que tenga algún miembro de su familia que no tenga cáncer o lo ha tenido, o tiene problemas de algún tipo como la ansiedad, insomnio, dolor de estómago, dolores de cabeza, obesidad, etc. Si les decimos que nuestra alimentación es responsable de todos estos problemas, no deberían asombrarse ya que es la principal causa de todos esto.

No deberíamos consumir nunca este tipo de productos por muy cómodos que nos los pongan y nos los vendan en cualquier sitio. Lo ideal sería volver a los orígenes, hacer como nuestras abuelas, dedicar un tiempo a la semana o al mes para hacer nuestros propio pan en casa.

Muchos se pondrán las manos en la cabeza, que dice este tipo, esta loco, pues no, creo que si la industria no es capaz de ofrecernos un producto de calidad con garantías, entonces en vez de resignarnos y intoxicarnos, es mejor hacer un pequeño esfuerzo, que a la larga no es tal esfuerzo, incluso puede llegar a ser terapéutico para muchas personas y atrevernos a hacer nuestro propio pan en casa, todo el pan que consumamos, tanto los bocadillos, el pan de molde, repostería, etc.

Muchos lectores dirán que esto es un rollo, que el pan se consigue por todas partes, lo cual es el gran problema. Que hacer pan es complicado o simplemente tienen pereza.

Pero les podemos decir que nunca en nuestra vida había hecho pan, pero al final, en casa ya llegamos a hacer todo tipo de panes, como bocadillos, pan de molde y pan artesanal.

Una vez cada 15 o 20 días, dedicamos una mañana, el sábado o domingo, consiguiendo hacer todo el pan necesario para 2 o 3 semana, solo hay que dedicar muy poco de tiempo al mes para comer un buen pan, económico y muy saludable, solo es cuestión de pro-ponérselo, se hace con suma facilidad y lo mantenemos congelado para consumirlo en perfectas condiciones.

Como puede comprobar el lector, la estructura de este libro a estas alturas, habrán detectado que examinamos un producto básico que nos ofrece la industria, lo analizamos y si no es del todo sano buscamos una alternativa natural, lo cual en algunas ocasiones puede llegar a ser desesperante ya que como habrán comprobado no es tan sencillo.

Nuestra finalidad es hacer ver que productos nos venden y como podemos solucionar este problema cambiando nuestros hábitos, en este caso es hacer el pan en casa, solo con las manos, nada de electrodomésticos, bueno doy por entendido que todos tenemos horno para hornear el pan, este es el único electrodoméstico indispensable, el cual puede ser eléctrico, de gas e incluso solar que ya existen algunos de muy eficientes en los que podemos hacer el pan.

Al final de este libro le daremos las recetas para hacer estos panes fácilmente, de forma sencilla para personas que nunca hayan hecho pan en casa, le saldrá muy económico, muy bueno y sobre todo saludable, solo le pedimos que lo pruebe y verá como no vuelve a comprar pan procesado, su salud, bienestar de usted y su familia se o va a agradecer.

En muchos casos puede parecer chocante, como en estos tiempos en los que prácticamente no estamos en casa, nos vemos obligados a tener que hacer nuestro propio pan para poder comer algo saludable, pero si realmente esta preocupado o preocupada por la salud y por el bienestar de todos, comprobará que no es tanto el esfuerzo, si el resultado es ganar en bienestar y tranquilidad, es cuestión de empezar, en poco tiempo ya se acostumbrará y será algo natural el tener que hacer el pan 1 o 2 veces por mes, depende de como se gestione.

Entiendo que la mayoría de gente ya no siga leyendo, después de esto, pero para poder comer sano debemos poner algo de nuestra parte, la comodidad y la facilidad de encontrar las cosas son el principal motivo de nuestra mala salud, somos lo que comemos.

Actualmente incluso en estos tiempos hay personas que ya no cocinan, lo compran todo ya cocinado en bandejas, pero realmente sabe lo que esta comprando, lo que esta comiendo, no será que se esta degradando su salud, que en muchos casos será irreparable.

Pero claro, solo nos damos cuenta cuando ya es demasiado tarde, cuando su estado de salud ya es irreversible, después si es consciente de todo lo que le indico en este libro, se acordará de que todo esto es previsible y se puede intentar paliarlo, eso si, con un poco de esfuerzo, hoy en día ya no estamos acostumbrados a tener que esforzarnos, el estado del bienestar es muy cómodo hasta que ya es tarde.

El estado del bienestar lo puede ver sin problemas en los hospitales, en las salas de quimioterapia, en las unidades de paliativos de cualquier hospital, el estado del bienestar ha hecho que toda la estructura sanitaria se quede pequeña debido a que ya no existe edad para ponerse enfermo.

Realmente nos sorprende lo fuerte que son nuestros cuerpos, con las agresiones constantes que le estamos dando y sigue funcionando, eso sí, hasta que ya no puede mas, esto puede ocurrir a muy temprana edad o en plena vejez, pero podemos hacer algo para que sea en la vejez, cambiemos algunos hábitos, al menos para que nuestros hijos crezcan saludablemente, como lo hicimos la mayoría de las personas que rondan nuestra edad.

En cuanto a la repostería, como ya habrá comprobado, la mayoría tienen un componente en común, el azúcar, pero como ya hemos mencionado en el apartado del azúcar, lo cambiamos por *panela*, por lo que en toda receta que indique una cantidad de azúcar debería de poner dicha cantidad pero con *panela*, así tendremos resultados igual de buenos pero mas nutritivos y sin aditivos escondidos.

En el apéndice de este libro les indicaré algunas recetas caseras y sencillas para hacer el pan en casa fácilmente, solo debe preocuparse de comprar harina 100% harina que aun puede llegar a encontrarse, pero no de marca blanca, de marcas conocidas y comprobando su contenido previamente.

Con las harinas debemos ser muy exigentes y averiguar cuales son del todo provenientes de la molienda y cuales son mezclas poco saludables. Por norma general casi todas las harinas que se comercializan para productos especiales como son pizzas, repostería, bizcochos, pan, etc, las cuales ya vienen con su propia levadura y demás productos añadidos son totalmente des aconsejables ya que se trata de harinas modificadas cargadas de productos poco recomendables.

El problema es que estos envases no están obligados a indicar realmente cual es el contenido real del producto, simplemente ponen que proviene del maíz.

En nuestro país todavía podemos encontrar harinas auténticas aunque los preparados a base de harina que hemos mencionado anteriormente están ganado mucho mercado ya que son cómodos, como ocurre en la mayoría de productos, solo decirles que nosotros nunca los compraríamos. Si algo no se vende o no se consume llega a desaparecer de los estantes del supermercado, esta es la fuerza del consumidor.

El aceite de oliva

Este maravilloso producto, típico, que principalmente se elabora en España, Italia y Grecia, oro preciado para la dieta mediterránea, saludable y rico en grasas saludables. Se trata de un producto estrella muy saludable, en España se han realizado campañas para dar a conocer las bondades de este producto, todo el mundo sabe que se trata de productos buenos para nuestra salud, a nadie se le ocurre decir lo contrario, pero vamos a analizarlo en profundidad.

Como en todos los productos que hemos visto en este libro, al refinar e industrializar un producto, por bueno que sea estamos quitando o anulando las propiedades del producto, en algunos casos para contra restar estas propiedades se añaden productos químicos para mejorarlos, lo cual es un problema para la salud, bueno entonces con esta reflexión que ocurre con el aceite de oliva.

El aceite de oliva virgen extra que es el que se elabora con la primera prensada de las aceitunas de la máxima calidad, es uno de los mejores productos naturales que podemos consumir. Cuando alguien habla de este producto, los productores, los anuncios, sanidad, la televisión, etc, siempre se refieren a estas bondades de este producto, del que se fabrica de forma artesanal, pero el que nosotros podemos encontrar en los supermercados poco tiene que ver con el aceite de oliva artesanal.

El aceite de oliva pierde sus propiedades durante el proceso de refinado, muchos aceites que se anuncian como aceite de oliva virgen extra ha sido refinado, limpiado o filtrado. Igualmente creemos que en las etiquetas se debería de exigir que el productos indicara cuando se realizó el aceite, en que fecha se produjo, ya que tiene fecha de caducidad.

El aceite de oliva debe consumirse dentro del año en que se produjo (doce meses), una vez pasada esa fecha ya no tiene ningún beneficio, se convierte en simple grasa y precisamente no muy buena, para estos casos existen otros aceites mas convenientes y con menos grasas saturadas.

En el mercado Español solo he podido encontrar un pequeño fabricante que indique ese dato, la fecha de elaboración y se trata del aceite mas caro del mundo, los cuales se han atrevido a poner la fecha de embotellado, los demás productores no siguen el ejemplo ya que si los consumidores saben que el aceite de oliva pierde toda propiedad con el tiempo, si no logran vender su aceite en ese plazo ya no habría forma de venderlo, por lo que es mejor no poner nada y venderlo como saludable, nos parece un mero engaño y una desinformación.

Decimos que se han atrevido ya que hay mucha gente que no sabe que el aceite de oliva virgen extra es como el vino blanco, hay que consumirlo dentro del año en el que se ha elaborado, de lo contrario pierde todo beneficio para nuestra salud, se convierte en una simple grasa, sin nutriente alguno, por eso resultaría muy importante que los gobiernos obligaran a poner la fecha de envasado como en muchos otros productos, pero claro, la industria no esta para esta labor ya que pone en peligro el negocio del aceite.

La mayoría de los aceites de oliva que se ofrecen en grandes superficies y supermercados, son mezclas de otros aceites incluso provenientes de sobrantes de producción.

Algunos productores serios, cuando el aceite almacenado ya lleva mas de doce meses, pero no se ha podido vender, lo venden a bajo coste a otros productores, marcas blancas, grandes embotelladores, etc. En muchos casos el aceite que compramos proviene de estos excedentes de aceites que no tienen ningún nutriente. Provienen de olivo pero ya se han convertido solo en grasa y si se fija en las etiquetas comprobará que el aceite de oliva que nos ofrecen es el aceite que mas grasa saturada tiene comparado con otros aceites de semillas.

El aceite de oliva virgen el cual es mezcla de aceites o no es del año en que se elaboró, simplemente es una grasa que no aporta nada a nuestro organismo, bueno a la cartera sí ya que podríamos utilizar cualquier aceite de semillas, los cuales tienen menos grasa que el aceite de oliva, pero a un precio muy inferior.

Por lo que consumir aceite de oliva sin saber exactamente la fecha de elaboración es lo mismo que poner mas cantidad de grasa en nuestros productos, por muy buena que nos indiquen que es esa grasa, se trata de un semi engaño, las grasas del aceite de oliva que encontramos en la mayoría de estanterías no son buenas para la salud.

Las grasas beneficiosas para la salud provienen del aceite de oliva virgen extra elaborado artesanalmente y que tiene menos de doce meses desde su elaboración, este aceite si nos aporta nutrientes beneficiosos, pero casi les podemos asegurar que este tipo de aceite no lo encontrarán en supermercados ni centros comerciales, el que encontramos en estos puntos de venta, por lo que lo único que hacemos es comer mas grasa, pero con la idea de que se trata de grasas buenas para nuestro organismo, nada mas lejos de la realidad, esas grasas no son ni mejores ni peores que de otros aceites mucho mas económicos.

Los gobiernos, los fabricantes industriales ya se han preocupado e invertido grandes cantidades de dinero para hacer ver en todo el mundo mediante campañas publicitarias las bondades del aceite de oliva, lo cual es cierto, pero no es el que exportamos o encontramos a la venta, el que se exporte y vende al consumidor nada tiene que ver con el famoso aceite de oliva virgen extra artesanal, estamos exportando y comprando grasas saturadas, vamos de las malas y todos sabemos que la grasa es igual a obesidad, colesterol, problemas cardíacos, etc, nada bueno.

Si uno tiene la gran suerte de poder comprar el aceite directamente al productos de su localidad o localidad cercana, ese aceite recién prensado, de un color verde y con todas sus impurezas, puede darse por afortunado, el consumir este producto es una maravilla que nos aporta muchos beneficios para nuestra salud, pero si no tenemos esta suerte, mejor cambiamos el chip del aceite de oliva e intentamos cocinar con menos grasa, por ejemplo con aceites de soja, de girasol, cacahuete o de semillas en general, mucho mas neutros y que no nos ofrecen el atracón de grasa que tiene el aceite de oliva.

Por todas partes nos indican de las bondades del aceite de oliva, pero cuidado, no hay que confundirse, al hablar de este aceite de oliva todos se refieren al producto artesanal no a las botellas que nos venden en el supermercado.

Personalmente siempre recomiendo el consumo de aceite de oliva virgen extra, pero no el del supermercado, el artesanal comprado directamente al productor y del año en que se ha elaborado, los demás nada tienen que ver con este producto, que por cierto es el que nos ofrecen para consumir, pero no es el que realmente nos puede aportar beneficio para nuestra salud, al contrario, se trata de un juego de palabras mas que se usa para desorientar y indicar medias verdades para hacer el negocio con los ingenuos consumidores engañados para que consuman este producto.

Existen países y grandes cocineros internacionales que no recomiendan este producto, desde España se dice que hay un complot por parte de algunos países como Reino Unido y USA en contra de los intereses de los países productores. Pero nosotros ciertamente nos uniríamos a estas personas y países ya que ellos se refieren al aceite que les llega envasado industrialmente, no al auténtico aceite de oliva.

Al realizar análisis químicos de estos productos que exportamos a estos países, es casi normal que indiquen que no son recomendables. Si nosotros mismos compramos una botella de aceite de oliva virgen extra de venta en supermercados habituales y lo llevamos a realizar un análisis químico veremos con sorpresa los resultados que se obtienen, por el contrario si llevamos al laboratorio el aceite de oliva artesanal, elaborado en nuestra zona, el resultado químico es muy diferente, por eso no es de extrañar que cocineros y países no recomienden su consumo del aceite de oliva que les llega desde los países productores.

Nos intentan vender gato por liebre y si no, nos inventamos una conspiración o un ataque a un país.

Debemos de indicar que existen fabricantes serios, por lo general de pequeñas producciones que si son recomendables pero como es normal no todo el mundo puede acceder a estos productores artesanales, especialmente fabricados en España e Italia, los cuales pueden contarse con los dedos de dos manos, pero la triste realidad es que la mayoría de aceite virgen extra que se comercializan en grandes volúmenes, no es un producto recomendable, debido a que ya no aporta nada mas que grasa a nuestro cuerpo, por el camino se ha perdido todo, si es que en alguna ocasión ha tenido nada.

El pescado

El pescado nos provee de proteínas y grasas esenciales para nuestro organismo, se trata de un producto de alta calidad y muy nutritivo, pero eso era antes, ¿que pasa hoy en día con el pescado?

Como en todos los alimentos que hemos estado investigando, el pescado es el que mas nos ha preocupado de todos los vistos hasta ahora, casi podemos afirmar que en muchas localidades el pescado que se vende ya no se le podría denominar pescado.

Como todos los alimentos, el pescado ha sufrido una importante transformación. Cuando hablamos del pescado, siempre nos referimos al pescado que encontramos en la mayoría de grandes superficies y supermercados, en ningún caso hacemos referencia al pescado de lonja proveniente del mar salvaje. Nos parece sumamente importante recalcar este dato ya que la mayoría de pescados que podemos encontrar hoy en día fuera de las lonjas es criado en granjas o en el propio mar en zonas valladas, criaderos.

Este pescado es alimentado con piensos de dudoso origen, antibióticos de todo tipo, contaminantes para las algas y redes que se utilizan para mantener el pescado retenido, contaminando así el mar, nos referimos a las granjas o viveros establecidos en el mar.

La acuicultura esta suministrando mas del 50% de todo el pescado que se consume en el mundo, empezaron con las famosas doradas de ración, siguieron con las lubinas, el salmón, el besugo, atún, etc. Incluso muchas de las pescaderías que de siempre habían vendido peces salvajes del mar están cambiando y ofrecen este tipo de peces que al parecer son mas rentables y duraderos, pero que nada tienen que ver con los pescados salvajes.

Pero no todo es malo, los peces de cultivo nos proporcionan otras ventajas como es el control del anisakis y conservan las grasas como el omega-3 muy beneficioso para nuestra salud, además son mas baratos y esta al alcance de todos en cual quier fecha de año.

Podemos dividir la producción industrial del pescado en dos categorías, las granjas de cultivo que están situadas en el mar, también llamados corrales de engorde y las piscifactorías que son instalaciones controladas en tierra.

Las granjas de cultivo, las cuales están situadas en el mar abierto, utilizan jaulas y redes para retener al pescado. El principal problema de estas granjas de engorde es que indirectamente son altamente contaminantes en todo el entorno marino. Al estar ubicadas en el mar, todos los antibióticos, anti algas, alimentos, etc, van directamente al mar, contaminando todo el área y su fauna, siendo realmente ineficaces en cuanto a mantener el medio ambiente limpio, son la principal fuente de contaminación.

Los peces son alimentados con piensos de engorde, antibióticos, pesticidas, sulfato de cobre para mantener las algas a raya, etc. Los peces acumulan en su cuerpo todas estas sustancias que al ser consumidas por los humanos pasan directamente a nuestro sistema digestivo, en muchos casos veneno puro.

Las piscifactorías engordan los peces de igual forma que las granjas de cultivo, siendo altamente contaminantes, degradan el medio ambiente en muy poco tiempo.

La mayoría de peces sufre malformaciones y mutaciones, algunas de estas mutaciones están originadas por los pesticidas que se utilizan para combatir el piojo de mar y otras plagas, estos productos químicos afectan directamente al ADN de los peces.

El producto que mas se ha modificado con la cría controlada es el salmón. El salmón de piscifactoría sufre mutaciones y malformaciones, su carne resulta frágil y se rompe con suma facilidad, además el contenido nutricional es totalmente anómalo, lo cual puede tener serias consecuencias en nuestra salud.

El salmón silvestre tiene entre un 5% y un 7% de grasas, en cambio el salmón de cría tiene entre un 14,5% hasta un 34%, en dichas grasas se acumulan la mayoría de toxinas, pudiendo afirmar que *"el salmón es uno de los alimentos mas tóxicos del mundo"*. El salmón de crianza contiene 5 veces mas tóxicos que cualquier otro alimento.

Las diferencias genéticas de un salmón salvaje frente a un salmón de piscifactoría indica que contiene mas de 700 disparadores genéticos diferentes entre ellos, por lo que llamar salmón al pescado de crianza es totalmente erróneo, nada tienen que ver las dos especies, aunque se le parezca físicamente.

Podemos decir sobre las especies de crianza, que la mayoría tienen algo en común, alto nivel de contaminantes, toxicidad probada y grandes diferencias genéticas entre las especies criadas comparadas con las salvajes.

Para intentar paliar este problema, la falta de beneficios, no se le ha ocurrido nada mas a la industria alimentaria que fabricar un sustitutivo al omega-3 y omega-6 sintético, el cual nos lo venden en farmacias como sustitutivos y se inyecta a los peces de crianza.

Este sustituto es fabricado con la *canola* y la *camelina transgénica* se la conoce con las siglas GM, es altamente nocivo para el medio ambiente y para el consumo de los humanos y animales. Al incorporar este elemento terrestre sintético en granjas de mar, este producto se introduce en el medio marino sin control, contaminando toda el área y su fauna, causando estragos en la población marina salvaje.

Si vamos a un supermercado, en la sección de pescado comprobaremos que el 90% son productos provenientes de criadero, las especies mas vendidas son la dorada, lubina, corvina, atún, bacalao, rodaballo, salmón, caballa, besugo, tilapia, fletan, etc. Cuanto vamos a una gran superficie únicamente compramos las anchoas frescas y las sardinas, pero las auténticas sardinas, no las que venden muchos establecimientos provenientes del mar adriático, eso no son sardinas, se les denomina sardinilla. Las sardinas auténticas y las anchoas son las únicas especies que no se pueden criar todavía. Muchos pensarán por que no incluimos el boquerón en esta lista, simplemente porque es una de las especies salvajes que mas contaminantes lleva, por ese motivo no lo consumimos ni lo aconsejamos.

Tenemos que prestar una especial atención a la "*tilapia*", se trata de un pescado blanco de carne muy tierna, sin espinas, perfecto para nuestros hijos y personas mayores, pero la verdad es muy diferente, estamos ante un producto altamente tóxico. En Francia está totalmente prohibida su comercialización y en otros países.

El consumo de este producto puede causar inflamaciones que pueden conducirnos a la artritis, enfermedades del corazón, asma y otros importantes problemas de salud.

Las personas que consumen pescados para aprovecharse de las ventajas del omega-3, deben alejarse de las tilapias, las personas que padecen del corazón no se deben ni asomar a esta especie si quieren seguir viviendo, se ha demostrado que se trata de un producto altamente tóxico y nocivo, lo que no entendemos es que un ciudadano Francés no tiene acceso a este producto y en cambio otro Europeo o de otras zonas del mundo si tiene acceso a este producto, parece que lo que es tóxico para Francia es bueno para el resto del mundo, algo no encaja.

Para terminar con las especies cultivadas, indicar que existen estudios que indican que los pescados de cultivo contienen 10 veces mas productos cancerígenos que su anónimo salvaje.

Los principales pienso que se utilizan para el engorde del pescado provienen de partes del cerdo, desechos de pato y pollo, incluyendo todo tipo de vísceras, productos químicos como el PVC son encontrados en los peces de cultivo, los niveles de dioxina son 11 veces mayores que en los peces salvajes, estas dioxinas se almacenan en nuestro cuerpo, el cual precisa entre 7 y 11 años para deshacernos de estos productos altamente cancerígenos.

Concluyendo este apartado, creo que debemos preocuparnos mucho cuando vemos y consumimos pescado, sobre todo en restaurantes, centros comerciales, supermercados y pescaderías de dudosa procedencia. Creemos que antes de comprar este producto deberíamos de exigir cual es la procedencia del mismo, si son de granja, de piscifactoría o salvaje provenientes de capturas en el mar.

Para consumir el pescado decente disponemos de varias opciones, ir a pescar, aficionarnos a la pesca la cual es muy relajante y sana, pero no todos tenemos la suerte de vivir cerca del mar. Visitar las lonjas, las pescaderías que venden los productos directamente desde las embarcaciones de pesca y si no tenemos acceso a nada de esto, consumir preferentemente la sardina, el salmón salvaje y la anchoa, ser muy selectivos con este producto.

En cuanto a los mejillones, camarones, etc, ocurre lo mismo que lo indicado en el pescado, son portadores de tóxicos ya que la mayoría de mejillones que encontramos son de granja, al igual que los camarones, las gambas, gambón chileno, langostinos, etc.

Mejor consumir estos productos cuando viajamos, de vacaciones en zonas de costa las cuales suministran estos productos naturales del mar, existe muchas zonas en el mundo famosas por sus mariscos y pescados, pero en cuanto al consumo normal en nuestra dieta habitual se debería de ser mas exigentes y no consumir productos de cultivo controlado, mejor buscamos un sustituto a este tipo de producto.

Todo lo expuesto en este apartado también es aplicable al pescado congelado, la mayoría proviene de cultivos controlados con el agravante que están hinchados de agua, la propia agua en muchas ocasiones contiene tóxicos y desechos que pasan al producto.

La carne

A la mayoría de personas les gusta consumir carne, nosotros somos consumidores de carne, aunque en pequeñas porciones. El problema no es el consumo de la carne, si no el consumo excesivo, la carne en muchos casos a pasado de ser un producto ocasional a ser el principal alimento diario en nuestra dieta.

Consumimos una cantidad ingente de carne, pero eso no es el principal problema, el problema reside en que carne que consumimos, ha sido tratada, conservada y manipulada, no solo es el consumo excesivo si no la calidad del producto y la carga tóxica que conlleva.

Antes de empezar a asustar al lector con el contenido de la carne, es muy importante reducir su consumo a una o dos veces por semana su ingesta, suponiendo que la carne que consumimos es de primera calidad y no ha sido sometida a ningún proceso o tratamiento. Sería algo como tener la vaca en casa criada por nosotros mismos y sacrificada para el auto consumo, algo que esta prohibido en la mayoría de países, pero eso sería lo ideal, si comiésemos ese tipo de carne, sin aditivos de forma excesiva, estaríamos sometiendo a nuestro cuerpo a un exceso, por lo que podrían surgir los siguientes problemas:

Los principales problemas que pueden surgir por un exceso excesivo de carne son:

- La carne puede ocasionar diabetes mellitus
- La carne ocasiona obesidad
- La carne perjudica a los huesos
- La carne es un factor de riesgo para el cáncer

- La carne fomenta infecciones y dolores
- La carne favorece el infarto de cardíacos
- La carne favorece la arteriosclerosis
- La carne fomenta la depresión
- La carne puede perjudicar a la concentración

En definitiva, si pudiésemos consumir carne sin tratar, los problemas descritos anteriormente son producidos por la carne, pero no se alarme, por el exceso de consumo de carne, se soluciona reduciendo su consumo.

Pero como hemos indicado, esto no sería un gran problema, el problema principal es que la mayoría de carne que podemos comprar no es del todo sana, vamos a indicar algunos casos comprobados ya que con este tema se podrían escribir libros completos para abordar el tema.

Lo que realmente es denunciable es que en la actualidad una persona, en Europa al menos, puede criar un perro, un gato, plantar sus alimentos como son las verduras, patatas, frutas, puede hacerse su propia leche de almendras y muchas cosas mas, pero lo que no puede hacerse es tener su propia vaca, ordeñarla y consumir la leche, lo cual es completamente chocante, pero al menos las leyes Europeas no lo permiten.

Las actuales leyes controlan todos los criaderos y mataderos para que cumplan la normativa y en teoría velan para que todos los productos producidos en estas instalaciones sean saludables y sanitariamente correctos, esto estaría muy bien si fuera realmente así, pero ¿que ocurre en las granjas realmente?

El trato o maltrato animal está a la orden del día en estos establecimientos, los animales tienen unas condiciones de vida muy precaria, quien no ha visto una granja de pollos enjaulados que apenas pueden moverse, las vacas con el lodo hasta el pecho, cerdos sin un espacio mínimo para moverse, todo esto es anti-natural, los animales sufren de estrés, está alimentados constantemente para el engorde rápido con transgénicos y antibióticos, en fin un trato bastante injusto, solo buscan la producción masiva y el rendimiento.

Aparte del trato, son tratados con antibióticos y conservantes de forma masiva, durante la vida del animal reciben cócteles masivos de químicos con vacunas, analgésicos y hormonas del crecimiento, pero todo esto no termina aquí, aparte de lo nombrado, se utilizan cosméticos, gas monóxido de carbono que es altamente tóxico, pegamento de carne y otros productos con la única finalidad de que la carne parezca fresca y buena, con buen color, es decir, bien maquillada para que la compremos.

Todo esto ocurre en la carne del supermercado y la gran superficie, nuestro consejo es solo comprar carne en carnicerías locales las cuales sacrifican sus animales localmente, de esta forma podemos al menos tener la garantía de frescura, pero seguro que siguen llevando químicos pero en menor medida que los ofrecidos en los supermercados.

Creemos que actualmente es muy difícil por no decir imposible encontrar carnes libres de tóxicos, principalmente cuando todas las especies que se sacrifican para el consumo humano son vacunadas y tratadas, todos esos productos se acumulan en la carne y pasan a nuestro organismo, se trata de una protección beneficiosa para nuestra salud que los principales autoridades sanitarias velan por su estricto cumplimiento, pro al parecer es peor el problema que la enfermedad, para que la carne sea sanitariamente correcta debe tener una importante carga de tóxicos, lo cual es un problema y da que pensar en cuanto al consumo de este producto que podemos sustituir por otros productos que no tengan dicha carga tóxica.

El mayor problema con la carne reside en los productos cárnicos procesados, como es una rutina lo estamos indicando en este libro, todo proceso industrial suele ser por norma negativo para el producto, todo lo procesado industrialmente es alterado, la carne no se libra de esto.

La carne picada, las hamburguesas, salchichas, chorizos, etc, nos la venden como carne de bovino y en realidad con tienen grasas de todo tipo, incluso en muchos casos se mezcla carne de caballo e incluso trazas de heces.

Realmente todos los preparados a base de carne, que sean frescos o pre-cocinados están alterados y manipulados a parte de contener una cantidad ingente de hormonas y productos tóxicos.

Uno se pregunta el porque consumir carne que esta totalmente regulada sanitariamente y por los gobiernos, resulta que es el producto mas manipulado que existe, al menos en las regiones llamadas primer mundo. No será que dicho control no es efectivo y que realmente es el propio control el que obliga a tratar a las carnes con productos tóxicos, realmente es difícil encontrar respuestas en esta industria, pero la triste realidad es que la carne nos mata lentamente.

Las salchichas y carnes procesadas han sido declaradas como productos altamente cancerígenos según la OMS (Organización Mundial de la Salud).

Las carnes procesadas, por su método de conservación, contienen componentes ubicados como carcinógenos.

La agencia internacional de la investigación del cáncer IARC ha ubicado las salchichas y embutidos en la misma categoría de cancerígenos como el tabaco, el arsénico o el amianto.

Pero no todo es negativo en las carnes, contienen vitaminas, proteínas, hierro y zinc. El problema es el tipo de grasas que contienen que no son saludables, sobre todo cuando se ingieren en altas cantidades, siendo las carnes procesadas las mas insanas ya que contienen para su conservación altas cantidades de nitratos como es el *ácido nítrico,* considerado como sustancia cancerígena. Para darles el sabor del ahumado tienen un alto contenido en *hidrocarburos aromáticos policíclicos* (PAH) lo cual es altamente cancerígeno cuando se alcanzan altas temperaturas, las carnes procesadas cocidas a altas temperaturas son un verdadero peligro, el hierro que contienen, *hemínico*, que es un mineral de las carnes rojas, pueden dañar seriamente nuestro colon, favoreciendo el cáncer de colon.

Realmente lo ideal sería volvernos todos vegetarianos para tener mayor salud, sería lo aconsejable.

Les proponemos un reto para que usted personalmente compruebe los efectos que la carne tiene sobre su cuerpo, se trata de un experimento al cual le invito que realice a modo de investigación personal.

Dejen de comer cualquier tipo de carne durante una o dos semana, existen muchas recetas magníficas para no tener que consumir carne, se puede sustituir fácilmente por otros productos mas sanos. Comprobará que su cuerpo se adapta rápidamente a la nueva dieta y sobre todo su cartera. En ese período de tiempo vea usted mismo los cambios positivos que se realizan en su cuerpo, cada uno comprobará unos efectos ya que cada cuerpo es diferente. Después de este período comprobará los cambios beneficiosos, en muchos casos desaparecen algunos dolores, estará mas activo/a, se concentra mucho mejor y físicamente se encontrará mucho mejor. Es una prueba que realmente puede hacer cualquiera para comprobar los efectos que la carne tiene sobre nuestro cuerpo, usted decide si comprobarlo o no.

Muchos médicos le indicarán que la no ingesta de carne en nuestra dieta, tiene efectos positivos ya que nuestro cuerpo consigue todos los nutrientes que en teoría nos debería de proporcionar la carne a través de los vegetales.

Comiendo hojas verdes como son las acelgas, espinacas, etc mejoran mucho nuestras células rojas en sangre, el hierro se consigue de los vegetales, por lo que es mas fácil tener anemia consumiendo carne que consumiendo vegetales.

Nosotros hemos reducido nuestro consumo de carne drásticamente, existen miles de recetas que no precisan de carne, nosotros consumimos carne una o dos veces por semana y siempre de carne local, pollo, cerdo y ternera, pero lo mas natural sería dejar de consumirla si queremos estar sanos.

Como podemos sustituir la carne de nuestra dieta o al menos reducir su consumo, consumiendo mas lentejas, garbanzos, acelgas, espinacas, tofu, etc existen miles de productos no cárnicos, podemos aficionarnos a la cocina vegetariana, árabe, asiática, latinoamericana, etc basada principalmente en productos no cárnicos.

Destacar la comida asiática, como es la India, China, Tailandesa y Japonesa en las cuales las carnes son totalmente prescindibles, podemos adaptar algunas recetas de estas culturas para poderlas hacer en casa con suma facilidad, así como los platos árabes como son los falafel, humus, frijoles, arroces, pitas, etc.

Todo es cuestión de cambiar un poco nuestros hábitos y costumbres, es cuestión de voluntad, los beneficios se ven en unos días.

Para terminar este apartado, existen muchos productos sustitutivos de la carnes, pero hay que indicar que no es preciso rescindir por completo el consumo de la carne, solo se precisa reducir el consumo y sobre todo no consumir nunca carne procesada, solo carnes locales sin procesar, carnes rojas, pollos, cerdo, etc pero no envasados en bandejas ya que esas carnes están tratadas y en muchos casos con gases nocivos, la carne del carnicero local el cual corta las piezas delante de usted, esa sería la única carne que se debería de consumir.

Una práctica muy habitual que utilizan los supermercados y grandes superficies con la carne es utilizar *gas monóxido de carbono*. Se utiliza principalmente para que la carne conserve ese color rojizo que hace parecer que se trata de carne fresca, la triste realidad es que en muchos casos se aplica este gas para maquillar la carne podrida o en mal aspecto para hacerla pasar por carne fresca.

Fíjense muy bien cuando compren en estos centros el color que tiene la carne, en muchos casos muy rojiza y con color no uniforme en toda la pieza, esto nos puede indicar que la carne ha sido tratada con este gas el cual es nocivo para la salud, es una práctica muy habitual actualmente y difícil de detectar a simple vista.

El dejar de consumir la carne sería lo ideal, pero totalmente drástico, nosotros hemos reducido su consumo y siempre seleccionando las carnes que consumimos provenientes de zonas próximas y productos locales adquiridos en carnicerías, nunca envasados en bandejas o ya cortados.

Los Huevos

La FDA de los Estados Unidos, estiman que en su país al año hay 79.000 casos de enfermedades transmitidas por alimentos, 30 muertes al año por comer huevos contaminados por salmonella. Además las cáscaras de los huevos pueden contener esta misma bacteria, por lo que hay que ir con cuidado cuando se consumen los huevos.

Como sabrán en Europa los huevos son marcados todos en sus cascaras con unas numeraciones para trazar el origen de cada uno de los huevos. En esta marca se indica que tipo de crianza ha tenido la gallina, se han creado una serie de categorías.

Un huevo se marca con la categoría cero cuando las gallinas han sido criadas en libertad con alimentación natural. Hay que decir que es muy complicado encontrar este tipo de huevos en el mercado, muchas veces denominados ecológicos pero cuidado no todos los ecológicos son de esta categoría.

Los de categoría uno se marca cuando las gallinas son denominadas camperas, criadas en semi-libertad. Estas dos categorías la cero y la uno deberían ser los huevos que de forma normal se consumieran, pero desgraciadamente no es así, existen otras dos categorías mas que son las que habitualmente encontramos en el comercio.

La categoría dos hace referencia a las gallinas criadas en suelo, es decir, en granjas cerradas y controladas pero que las gallinas están confinadas en el suelo en establecimientos cubiertos con ambiente controlado.

La categoría tres, hace referencia a las gallinas criadas en jaulas atestadas de gallinas sin poder moverse. En Francia se ha prohibido el consumo de este tipo de huevos, una empresa Francesa de supermercados muy conocidos, ha dejado de ofrecer los huevos de categoría tres, pero en el resto de Europa no se ha hecho nada al respecto, por cierto, esta famosa gran superficie Francesa tampoco tiene en sus neveras de pescado la tilapia que hemos comentado anteriormente, será que los franceses son distintos al resto del mundo.

Todos sabemos que el consumo excesivo de los huevos no es muy recomendable para nuestro organismo, sobre todo cuando comprobamos que la mayoría de estos huevos contienen sustancias nocivas para nuestra salud.

Es una práctica habitual y denunciada en muchas ocasiones el fraude que se realiza con los huevos orgánicos. En Alemania se etiquetaron mas de 700.000 toneladas de producto con las etiquetas denominadas BIO para ser vendidos entre un 30% a un 60% mas caros en el mercado debido a su origen orgánico.

La fiscalía de Oldenburg había acusado formalmente a centenares de empresas de Baja Sajonia debido al fraude de las etiquetas. Lo único que tenían estos productos de biológicos eran las letras de las etiquetas.

Por lo general, nosotros no consumimos productos bio o que son etiquetadas como producto natural, biológio, orgánico, ecológico, sostenible, etc, ya que esto es otro mercado de la industria alimentaria que en ningún caso no garantiza el origen del producto y mucho menos su carácter biológico o ecológico. La industria a aprendido a engañarnos con muchos sistemas, siendo este, el de las etiquetas llamativas práctica habitual para darnos gato por liebre.

En los huevos el fraude esta a la orden del día, utilizan colorantes en las comidas de las gallinas para que los huevos tengan colores mas vivos y por lo tanto de mayor calidad, incluso los venden como ecológico.

Es muy habitual el uso de *cantaxantina* (E161g), similar al pimentón en la cría de salmón, truchas y en gallinas ponedoras para tener un color mas intenso y real al original salvaje.

El fraude de los huevos principalmente se realiza en huevos de crianza en jaulas, para ser vendidos como huevos ecológicos, por lo que nosotros no consumimos este producto, nunca compramos huevos ecológicos en supermercados, grandes superficies ni en tiendas ecológicas o herbolarios ya hablaremos mas adelante de este tipo de industria.

Es muy curioso que en la actualidad en la mayoría de centros comerciales y supermercados nos cuesta encontrar los huevos de cascara blanca, solo encontramos los morenos. La industria se ha dado cuenta que este tipo de color, el mas oscuro se asocia a la mayor calidad, por ese motivo apenas ofrecen huevos con cascara blanca, cuando la realidad no es así, nada tiene que ver el color de la cascara con la calidad del producto.

Nosotros tratamos de consumir este producto cuando hemos comprobado que realmente son de crianza del tipo cero o uno antes indicados, ante la duda no lo compramos.

Hay que decir que el huevo tampoco es un producto fundamental en nuestra dieta, fácilmente podemos prescindir del producto, por lo que lo consumimos muy ocasionalmente.

La leche y sus derivados

Actualmente la oferta de leche que encontramos en los supermercados y centros comerciales es abundante, con un gran abanico de precios para todos los bolsillos, pero alguien se pregunta si realmente se trata de leche natural o de un preparado a base de leche.

Actualmente la leche es sometida a unos procesos tecnológicos muy diversos antes de llegar a las estanterías de los comercios.

Normalmente nos indican que todos estos procesos se realizan para garantizar la calidad sanitaria, otros están destinados a disminuir los contenidos originales de la leche como es la grasa, lactosa u otros componentes con los que se obtienen diferentes tipo de leche como es la semidesnatada, entera, deslactosada, descremada y un largo etcétera.

Sin embargo cuando con estos procesos se disminuye la cantidad de la proteína de la leche ya no se debería comercializar con el nombre de leche, si no como producto lácteo combinado o bebida a base de formula láctea, nunca como leche ya que no contiene las propiedades que la leche de vaca nos debería de proporcionar.

En muchos casos nos venden estos preparados lácteos indicando que es un producto rico en calcio y vitaminas, incluso en los envases suelen poner enriquecido con calcio o producto vitaminado, productos normalmente sintéticos que han sido añadidos artificialmente y nuestro cuerpo no los puede llegar a aprovechar ya que no los puede metabolizar, por lo que los convierte en grasas.

Sobre lo que realmente es la leche de vaca, la cual sale de las ubres de la vaca, se trata de un alimento compuesto principalmente por agua en su mayor medida y productos sólidos como es la grasa, proteínas, lactosa, minerales como el calcio, fósforo, zinc y magnesio entre muchos otros, además contiene vitaminas A, D, B2, B1, B6 y B12.

El contenido de estos nutrientes varía según la raza del ganado así como la alimentación del mismo entre muchos otros factores.

Actualmente podemos encontrar diferentes formatos o tipos de leche en los supermercados, las cuales todas han sufrido un proceso industrial que en teoría es para garantizar el producto sanitariamente.

Podemos encontrar leche entera, la cual es la más próxima a la original que al menos debe contener 30 gramos de grasa *butírica* por litro. La parcialmente descremada o semientera que debe tener entre 6 y 28 gramos de la misma grasa por litro y la descremada o desnatada que debería de contener 5 gramos de grasa por litro. Si no lleva estos mínimos de grasa, de seguro que no se trata de leche de vaca si no un preparado.

Además de estos tres grupos de leches podemos encontrar leche en las cuales se ha suprimido la grasa *butírica*, la original de la vaca por grasa vegetal la cual contiene menos colesterol y la deslactosada, es decir libre de lactosa.

El problema de todo esto empieza como no, por la normativa existente, la cual no es nada clara y deja muchos huecos para llamar leche a cualquier líquido que reúna unos ingredientes, aunque estos ingredientes no se hayan extraído de ninguna vaca.

Por lo tanto para los productores que comercializan la denominada leche, tienen prácticamente las puertas abiertas para vendernos con el nombre de leche, productos que no lo son y no deberían comercializarse con dicho nombre.

Actualmente es casi imposible el poder distinguir la leche original de los preparados que se venden como leche, todo gracias a la pésima normativa que los gobiernos tienen establecida, parece que esta hecha a medida para que los productores nos puedan engañar legalmente.

Por ejemplo en la leche a la cual se añaden o sustituyen las grasas animales por grasas vegetales deberían de indicarlo en sus envases como "*formula láctea con grasa vegetal*" o "*producto lácteo combinado con grasa vegetal*" además de indicar claramente el contenido en grasa, su origen y proteínas, como supondrán, esto no es así en la realidad.

Muchos productos comercializan como leche de vaca, en cuyo envase indican que ayuda a reducir el colesterol o ha sido vitaminado, deslactosado, etc, no deberían de venderse como leche de vaca, si no como productos o formulas lácteas, nunca como leche.

Siempre que se quiera consumir leche de vaca, nunca debería comprar formulas lácteas o productos lácteos combinados, el problema es que no siempre podemos diferenciarlo, en algunos envases que se venden como leche de vaca, en alguna zona llamada oscura ya que apenas puede verse, suelen poner algunos productores, los mas serios, que se trata de formulas o preparados lácteos pero no es nada fácil encontrarlo en los envases.

Recuerden como empezábamos este artículo, tengan en cuenta la cantidad de grasa que debe contener cada tipo de leche que le hemos indicado al principio, comprueben con la etiqueta que realmente esta dentro de los baremos indicados, de lo contrario desconfíen, seguramente se tratará de algún preparado lácteo.

La leche de vaca no es imprescindible en nuestra dieta ni tampoco se trata de un tóxico, existen muchas formas de consumir las proteínas y nutrientes de la leche que no forzosamente existen solo en la leche líquida.

Actualmente ya podemos hacer yogur y quesos en casa sin demasiados problemas, lo cual garantizaría el origen del producto.

Pero hay que tener mucho cuidado sobre el origen de la leche de vaca, de donde procede y como ha sido tratado el ganado. En algunos casos se han encontrado altas cantidades de *caseína*, producto nada recomendable que puede causar graves problemas en nuestro organismo.

Este producto se coabula en nuestro estómago creando una especie de cuajos los cuales son muy difíciles de digerir, aunque estos cuajos ciertamente ayudan a la formación de huesos y dientes mas fuertes es un producto que solo deberían consumir los becerros ya que su estómago es el apropiado para este producto, no el estómago humano.

La *caseína* se suele utilizar por la industria para hacer pegamentos que suelen usar los carpinteros, por lo que cada vez que se consume este producto en la leche estamos añadiendo en nuestro estómago esta sustancia viscosa y pegajosa que se adhiere a nuestro intestino entorpeciendo e impidiendo que realicen su función de asimilar los nutrientes los cuales no se aprovechan y se eliminan como si fueran tóxicos. Pero eso no es todo, esta sustancia que se agarra en nuestros intestinos no deja realizar la labor normal del intestino, no aprovecha los nutrientes de los alimentos que consumimos durante el día, no solo la leche, por lo que estamos obligados a comer mas de lo normal e incluso así podemos estar anémicos, realmente es un problema para nuestro organismo y un motivo mas que suficiente para no consumir productos con caseína que se encuentra en la mayoría de lácteos.

Realmente nuestro estómago no esta preparado para consumir leche de vaca, aunque hay muchas personas, médicos, nutricionistas, etc que recomiendan su consumo por que tienen alta cantidad de proteínas, calcio indispensables para nuestro cuerpo, pero lo que no nos dicen es que nuestro estómago no esta preparado para este tipo de alimento.

Existen dos encimas indispensables como es la *renina* y la *lactasa* que son las encargadas de descomponer y hacer digestible la leche de vaca, estas encimas esenciales son necesarias para la correcta digestión de la leche de vaca y poder aprovechar sus nutrientes como las vitaminas, minerales que contiene la leche, son las encargadas de que nuestro cuerpo las aproveche y no las deseche como tóxicos, pero el problema reside en que el ser humano deja de producir estas encimas a los tres años de edad, por lo que después de esa edad nuestro estómago debe realizar un esfuerzo considerable para poderlas digerir, lo cual digerir no significa aprovechar los nutrientes si no desecharlos, por lo que no se asimilan en el organismo, no nos aportan nada.

Además la leche de vaca ya no es leche desde hace muchos años. En España la asociación llamada OCU (organización en defensa de los consumidores) ha analizado 47 marcas de leche entera y aseguró que la mayoría no aportan el contenido mínimo de grasa, apenas tienen calcio y demasiado fósforo por el posible añadido de estabilizan tes, se sobre expone el producto a tratamientos térmicos agresivos con lo que pierden la mayoría de nutrientes. Las principales marcas que se comercializan en este país prácticamente ni aprueban el control de calidad.

También se ha detectado un engaño con la leche en este país, se compra leche en polvo desde Francia, de dudosa calidad, la cual se diluye en agua corriente y se comercializa como leche de vaca auténtica, cuando solo sería un preparado lácteo, pero el negocio que se puede conseguir con este proceso es muy grande para las envasadoras poco serias que realizan este proceso.

Si quiere consumir leche de cierta calidad casi la única forma posible es tener acceso en algunos países en los que los propios ganaderos han puesto maquinas expendedoras para vender directamente la leche sin intermediarios y así dejar de recibir la mísera cantidad de dinero que los intermediarios pagan a los ganaderos, esta leche sería la mejor para consumir o hacer productos derivados, pero repetimos que nuestro cuerpo no precisa de este producto para nada.

Igualmente casi todos los productos derivados de la leche que se venden en centros comerciales y supermercados como el queso, queso fresco, yogur, cuajada, natillas, mantequillas, natas y muchos mas, son realmente mediocres, carentes la mayoría de una mínima calidad como la leche que podemos encontrar, lo cual no es de extrañar si para la creación de estos productos se utiliza la misma leche que nos venden en estos establecimientos.

Entonces que podemos hacer los consumidores ante tal mediocridad. Con el principio de que la leche no es necesaria para una correcta salud y nutrición, nuestro organismo no precisa de este tipo de producto, ni sufriremos ninguna carencia si no lo consumimos, el dejar de consumirlo de forma radical sería lo mas correcto, pero no es tan fácil, podemos sustituir estos productos por otros mas aconsejables, incluimos los niños mayores de tres años, los cuales no precisan de leche para su crecimiento, como nos han hecho creer.

La leche de vaca se puede sustituir por la leche de soja, pero cuidado, que sea realmente leche de soja, no un preparado a base de soja y azúcares. El yogur se puede hacer en casa con la leche directa del ganadero o ser sustituido por yogur del tipo búlgaros. El queso de vaca también puede hacerse en casa fácilmente, siempre con leche auténtica, directa del productor o en las máquinas expendedoras, pero si tiene antojo puede consumir requesón o queso fresco, pero el casero no el del supermercado.

En cuanto a los nutrientes que la leche debería de tener y no son precisos para una dieta saludable, podemos conseguir los mismos nutrientes consumiendo brócolo, nueces, verduras de hojas oscuras, amaranto, avena de naranja, polen, alfalfa, levadura de cerveza, coco, almendras, todos estos alimentos son ricos en calcio, incluso mucho mas que la leche de vaca, por lo que si esta preocupado/a por el calcio consuma estos alimentos en vez de la leche.

Para los niños que precisen de un aporte de calcio extra o para los padres preocupados por su desarrollo pueden dar a sus hijos un vaso de leche de almendras el cual contiene el doble de calcio que un vaso de leche auténtica, no la del supermercado, si no les gusta la leche de almendras a nuestros hijos, podemos hacerles un licuado de frutas por las mañanas, antes de ir a la escuela, en dicho licuado podemos añadir algunas almendras, así no notan el sabor y desayunan saludablemente con doble aporte de calcio, por lo que en ningún caso precisan la leche de vaca para su desarrollo.

En cuanto a la leche de almendras tengan sumo cuidado ya que se comercializan este tipo de producto que poco tiene que ver con lo que debería de ser y sobre todo comprueben el contenido de azúcar de esta leche ya que puede ser peor el remedio a la enfermedad, como en todo se puede hacer fácilmente en casa y así se asegura que realmente consume el producto adecuado.

Al dejar de consumir la leche de vaca o al ser sustituida por otros alimentos nuestro cuerpo en unos meses se limpiará de todo rastro que nos deja la leche de vaca y así podrá aprovechar todos los nutrientes que consumimos durante el día mediante la alimentación ya que con la leche de vaca comercial muchas llevan *caseína* (cola de carpintero) la cual se instala en nuestros intestinos y no deja que nuestro cuerpo aproveche los nutrientes de nuestros alimentos, es como un freno, por mucho que se coma puede sufrir anemia ya que las vitaminas y minerales que consume el cuerpo no llega a metabolizarlos, simplemente los elimina del cuerpo, sin ningún provecho. Al no consumir la leche de vaca nuestro cuerpo en un plazo de tiempo elimina el efecto que la *caseína* ocasiona y así aprovechamos todo el alimento que consumimos.

De todas formas si quiere consumir leche de vaca, le aconsejamos que la compre a ganaderos directamente o en las máquinas expendedoras y realice usted mismo los yogures, mantequilla, queso fresco, curado, etc en su propia casa, es muy fácil y no precisa muchos conocimientos, es como el pan, todo es ponerse y ganará en salud.

Les incluyo una tabla con las grasas que debería tener cada tipo de leche de vaca. Cuando vaya al supermercado a comprar leche compruebe la cantidad de grasa que llevan y si no llevan el mínimo marcado en la siguiente tabla pueden dar por seguro que lo que tendrá en sus manos no será leche si no un preparado lácteo, mejor no comprarlo.

Tabla de grasa por tipo de leche de vaca

Tipo de leche de vaca	Grasa bitírica
Entera	30 gr/litro
Semidesnatada	6 - 28 gr/litro
Desnatada o descremada	5 gr/litro

Las dietas

Después de comprobar que la mayoría de productos a los que tenemos acceso en las grandes superficies, supermercados y sobre todo los productos procesados son realmente unos productos manipulados, con una carga tóxica importante y teniendo en cuenta que la modernidad y las situaciones de hoy en día, la gente tiene menos tiempo disponible para poder dedicar mas tiempo al hecho de hacer la compra y preparar los alimentos, han surgido una serie de productos que pertenecen a la industria alimentaria como una opción mas, que dan la impresión de ser mas saludables y naturales, simplemente para captar a las personas preocupadas por la salud y mejorar la alimentación, se han inventado los productos biológicos, dietéticos, ecológicos, etc. Al fin y al cabo es una rama mas de la industria alimentaria que en muchos casos se trata de una rama mas de negocio de las grandes empresas alimentarias y farmacéuticas.

Por ejemplo, empresas muy conocidas como la casa Bayer y otras, las cuales fabrica medicamentos muy conocidos por todos, también tiene su propia rama de productos dietéticos y de suplementos nutricionales, lo cual es perfectamente complementario, se trata de otra rama del negocio, lo mismo ocurre con la alimentación hay muchas empresas que quieren jugar a dos bandas, los productos tradicionales de los cuales hablamos en este libro y los productos ecológicos, biológicos, naturales, etc, pero al fin y al cabo es una opción comercial para ampliar el negocio, ofreciendo productos que en muchos caos poco tienen que ver con la realidad.

En estos casos existe muchos fraudes en muchos productos denominados naturales, ecológicos, etc. Simplemente intentan captar a los clientes descontentos o preocupados por su alimentación ofreciendo productos poco naturales.

Por ejemplo, los productos de herbolario o llamados fito terapia, que en teoría es la ciencia que usa extractos de plantas medicinales para ofrecer productos médicos y nutricionales.

Se ha demostrado en múltiples ocasiones, mediante estudios, análisis, etc que se trata de productos placebo de alto coste y de nulo efecto real. Lo bueno de estos productos es que no puede decirse que se trata de una estafa, como se ha dicho en muchas ocasiones sobre los productos homeopáticos ya que la fitoterápia si contienen productos activos terapéuticos, por lo tanto si pueden tener algún efecto en nuestro cuerpo, no obstante su efectividad y actividad es muy escasa comparado con los medicamentos habituales, pero muchos presentan numerosos problemas farmacológicos que la medicina tradicional no tiene.

Igualmente estos productos, los de la fitoterápia se venden normalmente como productos inocuos, que no pueden hacer daño a nuestro cuerpo, cuando en realidad no es así, si pueden tener efectos contrarios y negativos en nuestro cuerpo, hay que tener mucho cuidado ya que el control que lleva estos productos son muy escasos por no decir nulo.

Lo que si es la fitoterápia es un negocio muy lucrativo en alza, muchas personas sin escrúpulos utilizan estos productos de forma indiscriminada para lucrarse sin tener en cuenta a las personas, por esta razón, personalmente estamos totalmente en contra de este tipo de productos y alimentos.

Los productos de herbolario que también entran en la rama alimenticia, son con suma frecuencia blanco de estudios científicos, los cuales deja en muy mal lugar este tipo de productos, por lo que no los recomendaríamos.

Igualmente nos alejaríamos de las empresas que nos ofrecen fórmulas milagrosas para reducir peso de forma rápida y sin control médico. Desde hace algunos años han surgido, sobre todo en algunos países de Europa franquicias especializadas en ayudar a perder peso a las personas, combinando una dieta que en muchos casos es escasa en nutrientes, los cuales pretenden suplir con complejos naturales del tipo herbolario, dietéticos, etc.

El principal negocio de este tipo de empresas es la venta de pastillas y suplementos poco naturales, en muchos casos sin el efecto buscado, lo cual es un peligro para nuestra salud.

Cuando una persona quiere perder peso, debe de acudir a un especialista, no a una de estas empresas o falsos médicos, al indicar un especialista nos referimos a un médico real que este en activo como médico no como falsos nutriólogos, naturistas, etc sin conocimientos ni estudios comprobables que simulan ser expertos en este tipo de negocios, en la mayoría de casos parlan chines que dominan muy bien la psicología y el uso del habla para convencer a los ingenuos.

Cuando indicamos que los productos de herbolario, la mayoría son un fraude, podemos incluir sin ningún problema los productos que nos obligan consumir semanalmente en las dietas que nos ofrecen estas empresas, normalmente productos sin efecto alguno, puro placebo, mas similares a los productos homeopáticos. Este es su negocio en auge, sin ningún escrúpulo ante sus clientes, solo con el interés económico.

Lógicamente en estas empresas una persona adelgaza, eso esta claro, si analizamos sus dietas, en muchos casos brutales para nuestra salud, se adelgaza seguro, pero ¿a que precio?
Normalmente las dietas son escasas y crean a la larga problemas en nuestro organismo. Se puede adelgazar un

montón de kilos en unas semanas con la formula de apenas consumir las calorías mínimas, esto afecta gravemente a nuestro cuerpo. Además para agravar todavía mas la situación se deben de consumir una serie de productos complementarios con bases naturales en formato de capsulas y otros tipos, los cuales son las bases del negocio que nada bueno aportan ni complemento alguno.

Si usted esta en uno de estos casos y esta haciendo una de estas dietas, deje de tomar los complementos que le recetan, solo haga la dieta y comprobará que pierde el mismo pero que tomando los complementos, de nada sirven, bueno solo para hacer negocio sobre su problema. Indicar que todos estos suplementos no tienen control sanitario y ninguna garantía de que realmente contengan algo de lo que indican en el envase o la etiqueta.

Al dejar estas dietas, aparece el temido efecto rebote, es curioso que ya muchas personas aceptan este término "*rebote*" como habitual y normal en sus vidas. Cuando una persona realiza una dieta y después engorda lo perdido e incluso mas de lo perdido se dice que sufre un efecto rebote y se acepta tal efecto, sin mas. Nos parece algo increíble.

Toda dieta que después genere el efecto rebote, es una mala dieta ya que las personas no pueden estar toda su vida a dieta, no sería una vida muy agradable, por lo que al dejar la dieta, simplemente vuelven a las mismas, pero con una diferencia, con menos dinero en la cartera.

La solución para la perdida de peso, no es hacer dietas, probar milagros y dejarnos engañar por el primero que aparezca.

Existe mucha gente sin escrúpulos dispuesta a adelgazárnos la cuenta bancaria sin importarles nada los efectos que pueden provocar en nuestro cuerpo, mucha gente vive de esto y seguirá viviendo mientras haya personas ingenuas que caigan en sus redes. La información es fundamental para no caer en estas trampas.

Cuando una persona quiere perder peso, lo que debe hacer es cambiar su actual rutina, pero no meterse en dietas. Solo debe tener sentido común en su consumo de alimentos, si a usted le dan una dieta a seguir, lo que debe imaginarse o preguntarse, es lo siguiente: ¿toda mi vida podré hacer esta dieta? Es decir, la dieta que le dan para perder peso, deberá ser mantenida prácticamente siempre para no volver a coger los kilos quitados.

Algunas personas utilizan el argumento de hacer una dieta drástica, es solo para perder peso y una vez se logre el peso ideal ajustar la dieta que llaman dieta de mantenimiento, es decir, de por vida.

Si usted tienen en sus manos la dieta primaria, para perder peso y la futura dieta de mantenimiento, la lee detenidamente, debe preguntarse si toda su vida podrá seguirla, de lo contrario volverá a coger peso.

Con estas preguntas ya podrá identificar si lo que pretende hacer tiene sentido o no, si estará toda la vida amargado/a para mantener una figura.

Nosotros hemos comprobado en nuestros propios cuerpos, que es mejor cambiar los hábitos alimentarios, sustituir todos los productos básicos descritos en este libro, el azúcar, la sal, el pan, carnes, pescado, etc, buscar un sustituto de los productos básicos, que realmente nos aporte beneficios y no grasas, solo con estos cambios ya verá que en unos meses esos kilos de mas desaparecen sin ningún problema por su parte, ni adaptarse a ninguna dieta ni sacrificio o estrés por reducir su comida.

Si a todo esto le une una alimentación mas sana, de mas calidad, que no tiene nada que ver calidad con precio, si cambia la forma de cocinar los productos, sin dejar de consumir ninguno, el propio cuerpo se transformará sin esfuerzo alguna al peso ideal y nunca aparecerá la famosa palabra del efecto rebote. Esto lo hemos comprobado en nuestra familia, sin ser médicos ni caer en los extremismos, además de ganar en salud.

Con todo lo descrito anteriormente, solo un consejo, con un poco de sentido común, haciéndonos algunas preguntas, podremos identificar que lo que nos ofrecen es bueno o no para nosotros. Conocimiento y sentido común, esa es la base de todo en la vida.

Los productos ecológicos

En cuanto a los productos ecológicos o naturales que están vendiendo actualmente, hemos podido hacer algunas comprobaciones. En cuanto a las verduras y frutas que se venden en mercados, debemos tener bastante cuidado ya que la palabra ecológico en muchas ocasiones esta mal utilizada.

Por ejemplo, un amigo nuestro que se dedica al campo, como profesional, tiene una área dedicada ala agricultura ecológica, hablando con esta persona nos indica cual es el significado de crear productos ecológicos, básicamente los agricultores ecológicos, no utilizan pesticidas ni ningún producto químico para proteger sus cultivos de plagas o enfermedades y mucho menos para maquillar los alimentos para que sean mas atractivos. Todo esto nos parece perfecto, muy correcto.

Pero nos preguntamos ¿pasará lo mismo que con las panaderías?, se acuerda de las panaderías que venden pan artesanal muy sano que omiten indicar los componentes que hay en la harina que usan.

Entonces, ante la agricultura ecológica, ¿es galante de mayor calidad para nosotros?

Pues, sentimos mucho decir que no tiene ninguna garantía de ser un producto tan ecológico. como se indica. En principio cuando una persona compra un producto ecológico lo único que consume es un producto que no ha recibido directamente productos químicos por parte del agricultor, suponiendo que el agricultor es una persona honesta.

Pero no podemos imaginarnos, por ejemplo, como un pequeño agricultor, con sus cultivos cerca de una gran ciudad, puede vender sus productos como ecológicos.

Hay que tener muy en cuenta el entorno en el que se explota este tipo de cultivo, un agricultor al lado de una gran ciudad, no rocía sus tierras con productos tóxicos, no, no es necesario ya se encarga el viento y la lluvia de llevar esos productos tóxicos directamente a la tierra. La contaminación ambiental, la cercanía a aeropuertos y fábricas deberían hacer inviable la agricultura ecológica, sobre todo el agua que utilizan para el regadío.

Entonces, los productos ecológicos, no están controlados y pueden tener incluso mas tóxicos que los productos semi artificiales que nos venden el las grandes superficies los cuales han sido creados en entornos controlados.

Hemos visto agricultores que venden sus productos ecológicos, los cuales para remover la tierra donde se cultivan los alimentos utilizan tractores o moto cultores, si máquinas que funcionan con gasolina o gasoil. El agricultor no es consciente que al utilizar estas herramientas lo que esta haciendo es contaminando la tierra con esos gases, por lo que no debería de vender sus productos como ecológicos, la mayoría de agricultores con los que hemos podido hablar entienden como ecológico que ellos conscientemente no tiran productos químicos en sus cosechas, pero no son conscientes que de forma fortuita o indirecta si están contaminando su propia tierra.

Creemos que para poder comercializar un producto ecológico, se deberían de crear una etiqueta especial la cual indique donde han sido producidos exactamente los alimentos, situación exacta de la finca (coordenadas geográficas para localizar la finca fácilmente), que agua se ha utilizado en el riego, el origen de esa agua, si ha sido filtrada, tratada, desnitrificada, etc, si se utilizan herramientas artesanales o tractores y moto cultores, igualmente la procedencia de las semillas que se utilizan en la explotación, que no sea un transgénicos, modificada o semilla de última generación ya que en muchos casos los productos comercializados como ecológicos provienen de semillas de laboratorio, si existiera la obligación de disponer de esta etiqueta en los productos comercializados como ecológicos sería un gran avance para los consumidores, pero nos parece que tendríamos una gran carencia de productos ecológico a la venta ya que la mayoría de la actual oferta como ecológico no cumplirían estas reglas de juego.

Por todo esto creemos que el producto ecológico que se vende a unos precios muy superiores a los otros productos, no tienen ninguna garantía de no ser tóxicos ni mejores que otros ya que no existe un control estricto para poder denominarse ecológicos.

Lo ideal sería comprar estos productos a personas conocidas, sabiendo donde se producen, en zonas alejadas de las grandes urbes, de semillas no mejoradas, regadas con aguas filtradas, si esto se cumple, el producto será mejor, seguro.

Pero productos que se siembran a pocos kilómetros de las grandes urbes y que no sepamos realmente de donde provienen sus semillas y como son tratadas, entonces no vale la pena comprarlos ya que pueden ser peores en cuanto a tóxicos que los venden las grandes superficies.

Con los productos denominados ecológicos hay bastante desconocimiento, fraude y una desinformación total.

Nosotros por ejemplo, compramos muchos productos de la huerta a agricultores conocidos, incluso hemos visitado su huerta y sabemos como se trata el producto, de donde provienen sus semillas y agua de regadía, por lo que podemos decir que estamos ante productos naturales o ecológicos, pero si no es así es absurdo comprarlos.

Comprar un producto como ecológico a cualquier persona o al primero que lo venda como ecológico es un total desacierto y un posible problema, el producto ecológico es un gran negocio hoy en día para muchos agricultores, los cuales pueden ser buenas personas, poco informadas o verdaderos timadores, no hay que creerse al primero que pase vendiendo productos ecológicos, debemos tener mas información y saber realmente que debería de ser un producto ecológico, no sirve que no utilicen pesticidas, se deben tener en cuenta mas opciones que afectan al producto final.

Creemos que el propio agricultor debería de informarse y formarse sobre este tipo de producto, tener en cuenta la localización de la finca, analizar la tierra para que no contenga tóxicos, los tóxicos en la tierra pueden provenir de la propia tierra, del subsuelo, de la lluvia ácida, la cercanía a ciudades o zonas industriales, no todas las tierras deberían ser aptas para productos ecológicos.

Igualmente el propio agricultor debe saber de donde provienen sus semillas, el agua que utiliza para producir los alimentos, si se trata de agua potable o no, si contiene nitritos, etc, lo ideal sería utilizar una serie de filtros para el agua. También no utilizar maquinaria que utilice gasolina o gasoil ya que se esta contaminando la propia tierra al trabajarla.

Creemos que si los agricultores cumplieran estos requisitos, muchas personas pagarían mas para sus productos, los cuales tendrían una garantía real de ser naturales, el coste de producir este tipo de productos para el agricultor sería mas alto que para los otros cultivos no ecológicos, debería utilizar filtros para el agua, trabajar la tierra a mano, sería correcto que fuesen mas caros, pero actualmente no es así, se venden mas caros, pero en cambio el agricultor no tiene ese sobre coste ya que no invierte en sus instalaciones para purificar el agua ni invierte nada en mejorar sus tierras, lo cual no esta justificado el sobre precio de los actuales productos que se comercializan como ecológicos.

Por ejemplo, la Unión Europea registra proporcionalmente más alarmas alimentarias en las explotaciones ecológicas que en las demás, por el hecho de ser pequeñas explotaciones y sin apenas control sanitario, por lo que son un problema poco ecológico.

En este tipo de productos, en muchas ocasiones nos pueden dar gato por liebre con suma facilidad, hay que indicar que las estafas y fraudes mas habituales en la alimentación justamente se dan en este tipo de productos, los ecológicos y en los huevos y pollos camperos.

Con todo esto, no estamos en contra de estos productos, nos parecen mucho mejores que otros, pero siempre y cuando sepamos con total certeza la procedencia del producto y como los trata el agricultor, por lo que nos limitamos a comprarlo localmente a conocidos.

Igualmente con los productos naturales procesados, como son los embutidos hechos de forma artesanal y los quesos.

En estos casos ocurre lo mismo que en las panaderías, el propio fabricante final del producto no es consciente de su producto. Por ejemplo en nuestra tierra se crea mucho queso, algunos de forma natural y muchos otros no, pero el problema reside cuando un productor de queso artesanal añade sal común a sus quesos, el productor desconoce que la sal que utiliza no es sal, se trata de un preparado tóxico, por lo que el producto restante que podría ser bueno y natural pasa a ser un producto con carga tóxica.

Esto es muy habitual hoy en día, los productores desconocen que añaden productos nocivos a sus alimentos, como el cuajo para el queso, el yogur, la sal y el pimentón en muchos embutidos, pero estos productores defienden a capa y espada la naturalidad de sus productos. Realmente la ignorancia es un problema en este medio.

Nosotros creemos en el caso del queso, que debería poder saber que leche se ha utilizado, que cuajo, químico o natural se utiliza para su creación así como todos los productos añadidos como es la procedencia de la sal, si sabemos todo esto y todo proviene de productos ecológicos controlados, entonces estaríamos ante un gran producto alimentario, pero por desgracia no hemos podido encontrar ningún producto que cumpla con estas premisas, lo cual es muy triste para los productores que crean sus productos naturales.

Se legisla tanto este tipo de industria, que en muchos casos de poco sirve, nosotros reclamaríamos que las etiquetas de los productos fuesen mas reales e indicaran de donde provienen todos los productos añadidos, la ubicación de los productores, etc, así como la fecha de elaboración del aceite de oliva y su procedencia exacta. Creemos que existen muchas regulaciones y normas, pero muy poco clara y verídica, deberíamos exigir a nuestros gobernantes que realmente hagan cosas útiles para los consumidores ya que hasta ahora es útil solo para la industria alimentaria, haciendo ver al consumidor que todo esta controlado y legislado, cuando la realidad no es así.

En definitiva, los productos ecológicos no ofrecen ninguna garantía de autenticidad ni beneficio alguno si no sabemos exactamente los datos de ubicación y otros datos que por lo general se desconocen.

Para terminar con este tema, nosotros siempre que podemos compramos en mercados locales, a personas que sabemos donde se ubican sus cultivos, en vez de comprar los productos de supermercados y grandes superficies los cuales nos parecen sintéticos o artificiales, eso si muy bonitos y brillantes.

Igualmente con todo, el pescado, carne etc siempre en mercados locales, pero cuidado con los precios, muchos productores se aprovechan y venden a precios muy caros sus productos ya que supuestamente son mejores, no debemos caer en esta trampa.

Si un producto tiene un precio elevado, simplemente no lo compramos, lo sustituimos por otro producto. Creemos que si todos hiciésemos lo mismo, los productores no podrían o no les interesaría abusar tanto con los precios ya que nadie compraría el producto.

El consumidor en muchos casos no sabe el poder que tiene en sus manos, se deben de cambiar las cosas, si se pone un precio a un producto y este es excesivo, si nadie lo compra, bajarán el precio, seguro, así podríamos llegar a controlar los precios, seleccionando producto y no comprarlo si es excesivo.

De momento ganan los productores, ellos marcan sus precios y nosotros los compramos, los pagamos, pero esto debería de cambiar.

Cuanto mas consciente sean las personas y mas informadas estén, mas podremos controlar todo el tema de productos y precios, de lo contrario el industrial y productor es el que dirige.

El consumidor sin saberlo tiene la solución a todos estos problemas, comprando solo productos correctos y a precios correctos, si las lechugas suben de precio debido a la mala meteorología, suben los precios de venta de este producto, entonces si nosotros los consumidores no compramos esas lechugas, controlaremos los precios del mercado, que se adaptarán a nuestro consumo y precios que estamos dispuestos a pagar, si no es así, el consumidor pierde todo este gran poder que tenemos.

Si esto lo supiésemos todos los consumidores, la industria alimentaria cambiaría radicalmente para adaptarse a nuestros requerimientos, pero mientras tanto debemos lidiar con todos estos problemas y excesos, hasta que algún día seamos capaces de ponernos de acuerdo y controlar todo esto, normalmente tanto productores, industria y gobiernos no estarán por la labor si nosotros no nos organizamos.

El fraude alimentario actual

Para empezar este capítulo, primero debemos definir que es un fraude alimentario o realmente que entendemos como fraude alimentario.

Entendemos como fraude, una estafa o engaño, que se realiza cuando nos entregan un producto inexistente o con unas condiciones distintas a las ofertadas.

Podemos resumirlo como una forma de engaño que se realiza de forma consciente, premeditada a cerca de la calidad de un alimento, provocando un perjuicio al consumidor y un lucro buscado para el vendedor.

Bajo esta premisa podemos definir distintos tipos o formas de realiza el fraude alimentario:

- Contra la cantidad del producto
- Contra la calidad nutricional, tecnológica o sensorial
- Alteración del producto, contaminación, residuos, alteraciones
- Contra la conservación del producto
- Sustitución de una especie por otra

Y sobre todo, según nuestro parecer, el mas importante aceptado por todos, el fraude publicitario, altamente popular en nuestros tiempos.

Vamos a desarrollar un poco mas los distintos fraudes indicados anteriormente explicándolos y organizándolos por bloques.

Fraude de la cantidad

El más típico, cuando se nos entrega un producto el cual no se indica ni el peso ni el volumen del contenido anunciado, por ejemplo, compramos un litro de un líquido cualquiera y comprobamos que realmente el envase contiene 980 ml en vez de los 1000 ml anunciados, igualmente en los productos sólidos, nos ofertan un kilo de producto y en cambio el peso no coincide.

En cuanto a pesos, el más típico aceptado por todos, cuando compramos una bandeja de producto ya cerrado, como una bandeja de carne, la cual debería contener el peso del producto anunciado y no incluir en el peso el envase, la bandeja y envoltorio.

Pero la industria alimentaria ya ha aprendido, en caso lo que hace es aplicar alguna molécula, para servir el peso indicado, como son los nitratos, nitrógeno, etc, principalmente en este tipo de envases, las bandejas, pero en los congelados es mucho mas fácil alterar el peso como es el aumento de agua en el producto, esto se llama aguado del producto y también la modificación o adición de algunos nutrientes, para servir el peso indicado, pero que no es real del artículo indicado, esta alterado con el fin de aprovecharse del consumidor. En muchos congelados pagamos el agua a precio de oro.

Combatir este tipo de fraude es muy difícil, detectarlo es casi una misión imposible ya que por ejemplo con la leche o vino, si nos añaden unos 20 ml de agua no podemos detectarlo al paladar.

Imagínese a un productor de vino, altera su producto conscientemente y por cada litro que vende se han añadido 20 ml de agua, si este productor vende 30.000 litros de vino, en realidad habrá vendido 600 litros de vino, en realidad es agua. Si vende el litro de vino a 5,00€ se ha ganado 3,000€ estafados a los consumidores. ¿se imagina si hablamos de grandes cantidades? Este es un fraude muy típico y muy difícil de detectar, el cual puede realizarse en cualquier líquido e incluso carnes y congelados.

Fraude contra la calidad

Damos por entendido que la calidad hace referencia a la salubridad de un producto el cual es apto para el consumo humano, por lo tanto un fraude a la calidad hace referencia a la modificación de las características sensoriales, nutricionales o sanitarias de un alimento.

Las características sensoriales son el cambio de la textura de un producto y el color del producto, así como sabores extraños del producto final, agrio, rancio, etc.

Las alteraciones nutricionales se pueden dar en los macro nutrientes y micro, pero sobre todo en sus aportes de vitaminas, hierro, minerales, etc, los cuales sufren unos pequeños cambios los cuales provocan una distorsión en el producto final.

El problema mas perjudicial se produce con la salubridad de un producto, cuando no es correcta o ha sido alterada, como es el crecimiento de microorganismos, moho, crecimientos químicos, contaminación en el proceso, elementos físicos extraños, ajenos al alimento, contaminación por otros productos, etc.

Este último problema puede llegar a ser muy grave, en muchas ocasiones difícil de localizar, pero que nos puede afectar directamente a nuestra salud.

Fraude contra la alteración del producto

Conservación y/o pureza de un producto en el cual se localizan sustancias que de por si no deberían encontrarse en el alimento, como materias primas utilizadas en su procesado, residuos, pesticidas, medicamentos, aditivos no autorizados, etc.

Fraude contra la conservación del producto

Por ejemplo, el romper la cadena de frío de los alimentos congelados, vender un producto congelado previamente como fresco, productos con una maduración no óptima, un alimento caducado o con exceso de tiempo en la línea de venta, como pueden ser los huevos depositados hace tiempo en las estanterías, los cuales generan un gas internamente, las claras pierden proteínas y la capacidad de contener la yema.

Siempre debemos fijarnos en las fechas de envasado y fecha de caducidad o consumo preferente, pero el fraude también se refiere a la modificación o re-etiquetado de productos para introducirlos nuevamente en la oferta al consumidor.

Fraude contra la identidad del alimento

En este apartado se pueden incluir muchas marcas, las cuales han sido investigadas, se trata de un fraude muy habitual en la industria.

Lo mas habitual consiste en vendernos productos de una marca, los cuales han sido re-etiquetados, es decir, gato por liebre, modificación del origen del producto, sustitución del producto por otro, etc.

Para poner algún ejemplo real, no hace mucho se han encontrado unas hamburguesas de ternera, las cuales contenían en su composición carne de caballo, pero que estaba etiquetado como carne de vacuno. Esto realmente no es un riesgo para la salud ya que la carne de caballo es comestible, se trata de una sustitución de un producto por otro distinto.

Este fraude también es muy utilizado en las ofertas de pescado, ofreciendo un producto, cuando la realidad es un productor de una especie diferente. Igualmente cuando nos venden una pescado como una lubina, dorada, etc, salvaje y se trata de un pescado de piscifactoría.

Creemos que en las pescaderías se debería de indicar claramente cuando un pescado viene de granja o piscifactoría de cuando proviene de pesca tradicional y que arte de pesca se ha utilizado para su captura.

En todos los supermercados y pescaderías que hemos visitado no esta visible este dato, pero a parte de la información veraz, el engaño es cuando nos engañan del origen del producto ya que no cuesta lo mismo un pez de crianza a uno salvaje.

Todos los países tienen legislaciones y normas para la comercialización de productos alimentarios, algunos mas estrictos que otros, pero de poco sirven estas leyes y normas ante la mayoría de fraudes, no podemos tener un inspector en cada tienda, supermercado o productora controlando toda la legislación, eso es en la práctica imposible.

Vemos que existen grandes vacíos en las leyes cuando nos referimos a pequeños productores, sobre todo de productos ecológicos. En estos casos si se realizan inspecciones y una gran burocracia a su alrededor, pero la triste realidad es que en este caso las leyes y normas dejan mucho que desear.

Sería imprescindible en los productos ecológicos, cuando nos referimos a estos productos hacemos especial inca pie en los vendidos en las fruterías, grupos de compra, etc, los cuales normalmente desconocemos toda procedencia. Sería altamente recomendable saber donde esta situada la finca, si esta cerca de una ciudad o a que distancia, un análisis de la tierra en la que se ha cultivado, procedencia y análisis del agua de regadío, si esta tratada o es natural, si se filtra, etc, igualmente el origen de la semilla.

Con todos los datos indicados anteriormente se podría evaluar si un producto se puede marcar como ecológico o no, no sirve decir que no tiramos pesticidas a estos productos, pero como ya sabemos los tóxicos pueden encontrarse en la tierra, en el agua e incluso en la propia semilla, por lo que sería conveniente hacer alguna ley que proteja a los consumidores frente a estos productos.

Por ejemplo en España la legislación que tenemos en cuanto a los alimentos deja mucho que desear, tiene muchos errores, omisiones y sobre todo un desorden monumental lo cual se convierte en un sistema oscuro e ineficaz, algo asombroso si tenemos en cuenta que es un país altamente exportador de alimentos, sobre todo provenientes de la agricultura al resto de Europa.

Fraude publicitario

Por último el fraude mas extendido y aceptado por todos, el fraude publicitario. Este es un tipo de fraude mas habitual de lo que podemos sospechar.

En muchas ocasiones ofrecen productos, los cuales distan mucho del producto visto en la publicidad visualmente y de los supuestos beneficios que se atribuyen al alimento.

En muchas ocasiones buscan palabras que parecen técnicas, esto es muy habitual también en la cosmética, palabras que parecen muy científicas que incorpora un producto y en realidad se trata de marcas registradas, no de componentes del producto, se trata de una venta que podemos denominar fraudulenta.

Alimentos que se ofrecen como beneficiosos para la salud o para algunas dolencias pero que la triste realidad distan mucho de lo oferta publicitaria mente o no disponen de estudios científicos serios que avalen las afirmaciones aparecidas en la publicidad.

Uno de los mayores negocios que actualmente existen dentro de la industria alimentaria es la del etiquetado de alimentos denominados funcionales, es decir, que en teoría nos aportan beneficios a nuestra salud si los consumimos. Se trata de una falsa publicidad con la única finalidad de engañar al consumidor y hacerle creer que son buenos para su salud.

Por ejemplo, zumos enriquecidos con vitaminas, productos cárnicos con efecto bífidus, margarinas con esteroles, probióticos, etc productos que actualmente están en alza por culpa de la falsa publicidad.

Durante muchos años la industria alimentaria ha tenido total impunidad en la publicidad, ofreciendo verdaderos disparates y sin sentidos, sin tener ninguna consecuencia negativa para el productor.

Frases publicitarias que los define como buenos productos para nuestra salud, como *"Mejore su salud intestinal"*, *"baje su colesterol"*, *Previene el cáncer"* y miles de disparates mas que nos bombardean con total impunidad para el fabricante.

La mayoría de estos productos no disponen de estudios científicos que avalen las afirmaciones que el fabricante indica, pero ante la falta de legislación internacional que haga referencia a este tema, los fabricantes salen totalmente impunes ante cualquier denuncia.

Las grandes multinacionales ofrecen una gran resistencia para que estas legislaciones no salgan adelante, pagando cantidades inmensas a empresas *"Lobies"* para retrasar e incluso bloquear este tipo de legislación a nivel internacional.

En un estudio realizado por la comunidad Europea de mas de 44.000 solicitudes por parte de los fabricantes para poder publicitar las bondades y beneficios de sus productos, la Comisión Europea seleccionó 10.000 de estas solicitudes, el resultado, demoledor solo una de cada cinco solicitudes presentaba bases de pruebas científicas sólidas, el resto de solicitudes fueron rechazadas.

La EFSA (Panel de expertos en nutrición, alergias y dietéticos) que ha evaluado las solicitudes de la UE, ha denegado el uso de dichos beneficios en la publicidad. Pero después de estos resultados cada país hace lo que le parece bien o mas le interesa en su territorio, lo cual podemos encontrar unos productos publicitados como beneficiosos para la salud y en otros países están prohibidos o no pueden publicitarse como tales, la disparidad es enorme así como la confusión general, no existe una coherencia entre territorios y países.

Por todo esto nos ha creado un rechazo todo este tipo de productos que venden sus bondades, realmente al ver una etiqueta que hace referencia a este tipo de beneficios, productos beneficioso para la salud, natural, probióticos, anti cancerígeno, baja colesterol, etc, simplemente no lo compramos, lo ignoramos rápidamente, nos produce un gran rechazo después de ver la mayoría de estudios que hacen referencia a este tipo de publicidad.

Esto hace que si un producto realmente es beneficios, se diluya y pase desapercibido para los consumidores ya que es prácticamente imposible diferenciar de una publicidad veraz o un verdadero timo, de esto son responsables nuestros gobiernos que prefieren proteger a la industria en vez del consumidor.

Para terminar, el fraude del etiquetado, en referencia al origen del producto, esta en la orden del día. Productos que indican que son del país donde se venden y la triste realidad es que provienen de otros países diferentes, normal mente mas económicos que el supuesto origen. Este tipo de fraude esta a la orden del día y se trata de un verdadero engaño.

Es muy fácil manipular una etiqueta o re-etiquetarla con la única finalidad de vendernos un producto de menor calidad y precio al original.

Lácteos con probióticos, Actimel® y Activia®

Un caso muy sonado, poco conocido por muchos, es el caso de una de las principales empresas que fabrica yogures por todos conocida, que después de mas de 15 años de denuncias, se ven obligados a retirar la publicidad engañosa de sus productos, en específico el yogur.

Los yogures y otras bebidas lácteas hinchadas con probióticos que hasta los médicos han recomendado y alguno hoy en día todavía no se han enterado de este problema. Llevan 20 años haciéndonos tragar este producto, los cuales fomentan la obesidad, sobre todo a los niños.

Según el fabricante y su publicidad, el consumo de estos alimentos que se comercializan como maravillosos para nuestra salud, indicando que refuerzan nuestras defensas inmunitarias y muchos mas disparates comercializados como Activia® o de Actimel®, lo realmente increíble de estas bacterias activas y vivas, son que, las mismas se utilizan para la cría industrial del ganado y su engorde como activadores del crecimiento rápido en cerdos y pollos.

Un cerdo atiborrado de probióticos gana en poco tiempo un 10% mas de peso. Es decir, el fabricante pretende que criemos a nuestros hijos como los cerdos y pollos de engorde.

Los investigadores han comprobado la flora intestinal de personas con obesidad y no obesos, han descubierto que los obesos tienen una cantidad mucho mayor de probióticos de este tipo que los no obesos, esos probióticos que se encuentran presentes en los yogures Activia®.

Estos productos o probióticos fueron autorizados para la alimentación humana como potenciadores del crecimiento, utilizados para la cría animal, sin pensar ni investigar el efecto que tienen en nuestros hijos.

Pero esto no termina aquí, este producto se esta ofertando como beneficioso para mujeres embarazadas, personas mayores y un sin fin mas de personas, cuando este producto lo único que les proporciona es mas cansancio, obesidad y fragilidad.

En la publicidad de estos productos la empresa asegura el beneficio de dichas bacterias en los yogures Activia®, que ayudan a aliviar el estreñimiento y la bebida denominada Actimel® posee bacterias que refuerzan el sistema inmunitario.

Pero la Comisión Federal de Comercio FTC, indicó que no hay ninguna evidencia científica que avalen las bondades de este producto que se anuncia publicitaria mente.

Dicha comisión indicó que había llegado a un acuerdo con el fabricantes, prohibiendo dar por hecho dichos beneficios y propiedades de sus productos, a no ser que los pudiesen probar científicamente ante el FDA (en Canadá y USA), en muchos otros países siguen publicitando las bondades de este producto.

Al tratarse de una empresa tramposa, seguro que ya se inventará otra película para seguir vendiendo productos de engorde animal.

Realmente el fabricante nos pretende vender simple yogur, como producto milagro para nuestra salud, lo cual no es correcto, se trata de un producto que se utiliza para el engorde de animales que nada tiene que ver con lo que nos vende la publicidad.

Pero no pretendemos atacar a una empresa sola empresa, no esta no es nuestra misión, pretendemos atacar a toda la industria que utiliza la marca como *"Health claims "* o producto saludable para nuestra salud.

Existen muchas empresas que cometen este fraude, en Europa todas las empresas de marca blanca que etiquetan su producto como saludable, en España tenemos varias empresas de este tipo que utilizan la publicidad para fomentar sus productos como beneficiosos para la salud, las empresas siempre son mas inteligentes e ingeniosas que la EFSA, encontrando resquicios legales para seguir con el engaño.

Realmente el *Lactobacillus casei DN-114001* que nos vende las empresas y que publicitan con letras enormes en los envases, incluso indicando que activan las defensas y el sistema inmunitario, nada tienen que ver ni influyen en nuestras defensas o sistema inmunitario, estos productos no hacen nada de estos, solo nos engordan como a los cerdos y pollos, lo que realmente ayuda es la vitamina B6 que les añaden a estos productos en la actualidad, la vitamina B6 es la que ayuda a estos menesteres, no lo que nos publicitan.

Añadiendo a este tipo de producto la vitamina la B6 y en el caso de de la empresa mas conocida por todos, además de la vitamina B6 incluye vitamina D, eso si en cantidades ínfimas, las cuales son los que si pueden dar algún beneficio al sistema inmunitario, con estos añadidos pueden seguir publicitando sus *Lactobacillus* como beneficiosos, cuando no es cierto, los *Lactobacillus* no tienen ese aporte beneficioso, es un producto de engorde animal, son las vitaminas las que si pueden dar algún beneficio en este sentido que cualquiera puede conseguir con otros alimentos y que no nos engorden como animales, como es el caso de los yogures de este tipo, pero lo utilizan para seguir anunciando lo bueno de su producto, lo cual no es correcto.

Están están vendiendo simple vitamina B6, la cual encontramos en miles de alimentos de forma natural, para colocarnos su producto lácteo que encima nos engorda y encima a con unos precios elevados ya que supuestamente son buenos para nuestra salud, nada mas falso.

Realmente este es un típico caso de publicidad engañosa que actualmente sigue funcionando con total impunidad, están jugando con las personas haciendo creer cosas que no son y los ingenuos, en los cuales nos incluimos, caemos ante tales engaños los cuales pueden tener consecuencias muy serias para nuestra salud.

Conocimos a una persona que para reducir su peso solo consumía estos productos lácteos, así perdería peso con rapidez, lo que consiguió fue todo lo contrario, aumento de peso mas rápido de lo normal.

No debemos consumir estos productos, si queremos un yogur, entonces compremos los tradicionales o mejor lo hacemos en casa, sin añadidos que nos engorden como a los cerdos.

Actimel y Activia son marcar registradas propiedad de sus respectivos propietarios.

Solución que proponemos

Si ha llegado hasta aquí y ha leído todo lo escrito en las páginas anteriores, entenderemos muy bien que se encuentra con mal sabor de boca e incluso se haya desanimado viendo el actual panorama, por eso seguramente se preguntará, después de lo expuesto ¿que podemos hacer? Si todo o casi todo esta alterado, manipulado, cargado de tóxicos, mal futuro podemos tener. ¿Como podemos no ser víctima de la industria alimentaria y sus abusos?

Como ya hemos indicado en varias ocasiones en este libro, la solución como tal, no existe. Pero tenemos la posibilidad de reducir al máximo, incluso totalmente, el consumo de productos, digamos poco recomendables.

Nosotros empezamos por sustituir el azúcar por *panela*, pero cuidado, reduciendo el consumo de la *panela* al mínimo posible ya que se trata de glucosa (azúcar), este producto nos aporta una gran cantidad de nutrientes esenciales beneficiosos para nuestro cuerpo y no se convierte en grasa como el azúcar refinado.

Con este cambio ya notamos cambios físicos, por ejemplo, se notará con mas energía, se concentrará mejor y se cansará menos.

Mi familia lo consume a diario con el desayuno y el café así como en la repostería, hemos eliminado el azúcar refinado por completo de nuestra dieta. Hay que tener cuidado con la *panela* ya que es un producto que nos ofrece un gran aporte de energía, no como el azúcar refinado, esta energía en ocasiones si no estamos acostumbrados nos puede generar estados de nervios o agitación, nuestro organismo no esta acostumbrado a tal cóctel de energía, pero esto solo es al principio y no forzosamente debe ser así, depende de cada cuerpo, la solución consumir pequeñas cantidades para no tener este problema. Si combinamos el consumo de la panela con un poco de ejercicio físico moderado como es el caminar, no debe presentarse ningún problema.

Para el uso de la *panela* en la repostería, debe tener en cuenta que este producto, aunque es glucosa, nunca le ofrecerá el mismo dulzor del azúcar refinado, es cuestión de acostumbrarse e ir haciendo pruebas en las cantidades de *panela* que utilizamos para las diferentes recetas, las cuales pasarán a ser mas sanas y energéticas, por lo que no se convertirán en grasas como en el caso del azúcar refinado.

Segundo cambio importante, la sal refinada de mesa común, además de reducir el consumo, la sustituimos por sal marina, auténtica y natural. Comprobamos que al menos existe una marca en España que comercializa sal proveniente de la evaporación, es decir, con el método tradicional y así lo pudimos constatar ya que hemos aprendido a no hacer mucho caso a las etiquetas, lo verificamos todo, por lo que actualmente utilizamos esta sal.

Para las personas que no tengan acceso a este tipo de producto natural y viven cerca del mar, siempre pueden producir su propia sal marina.

Tenemos unos amigos en Madrid que cada 3 o 4 meses viajan a la costa para conseguir agua de mar limpia y conseguir así la preciada sal para cocinar.

Con la sal natural, comprobará que la presión sanguínea no sube, realmente no le afecta como en la sal común, lo cual es una maravilla para muchos que no somos muy deportistas.

Igualmente se suman a los efectos de la *panela*, menor cansancio, mas despierto, con energía y menos propenso a resfriados, vamos en definitiva, mucho mas fuerte y solo sustituyendo estos dos productos básicos, las ventajas son evidentes.

El tercer paso es sustituir el consumo de la bollería y del pan, bueno la bollería la hemos suprimido por completo ya que llevan una carga importante de azúcar y otros conservantes.

Con el pan, aprendimos a hacer el pan en casa, muy fácil y sencillo. Actualmente cada 2 o 3 semanas hacemos el pan necesario para tres personas, para el desayuno, pan de molde casero, bocadillos tipo pita, muy buenos y pan convencional.

El hacer pan es sumamente sencillo, rápido, económico y gratificante, con un poco de dedicación, con ganas de aprender, es muy fácil el hacerlo.

Para el pan no utilizamos conservantes, ni nada tóxico. Harina de buena calidad, primero averiguamos donde se hace esa harina y de donde procede, cuando tenemos estos datos elegimos la que mayor garantía nos ofrece.

La levadura, en nuestro caso seca, no la que venden en los supermercados y nada de levadura Royal o parecida, levadura en polvo sin conservantes para panadero, existen varias marcas que comercializan levaduras libres de conservantes. Aunque lo mas recomendable es poder hacer el pan con masa madre casera, es muy fácil de hacer en casa y ya no tenemos que andar comprando levaduras industriales.

Con la masa madres en vez de levadura industrial, conseguimos tener un producto natural que aporta un sabor al pan y una textura que no conseguiremos con las levaduras industriales.

Existen muchos vídeos y libros que hacen referencia a como hacer el pan en casa y masa madre casera. Sería ideal hacer el pan solo con la masa madre, pero en nuestro caso usamos también la levadura liofilizada en polvo, asegurándonos que no tiene conservantes ni es de origen animal.

En el apéndice de este libro incluimos nuestras recetas caseras que utilizamos para hacer los distintos panes.

En cuanto al amasado, lo hacemos todo a mano, no necesitamos ningún instrumento o electrodoméstico, solo el horno de casa.

Últimamente hemos podido probar un horno solar con el cual podemos hornear el pan sin consumir energía eléctrica, tarda un poco mas, pero el pan sale perfecto con el añadido de no tener remordimientos de conciencia por haber contaminado. Si tiene ocasión de probar uno de estos hornos, se los aconsejamos.

Con el consumo de pan, cien por cien natural, además de saborear un pan casero, nutritivo y sin tóxicos, comprobará que le sienta mucho mejor que el pan de panadería o industrial, una vez lo prueba ya no puede comer otro pan, notará una gran diferencia en sabor y calidad, una digestión del mismo sin problemas, pero también notará una mejora en su economía debido a que hacer el pan en casa es realmente económico.

Además del pan, nos hemos atrevido con los postres, de vez en cuando realizamos nuestras tartas caseras, galletas, bizcochos, etc todo de forma natural en casa, sin sal ni azúcar, solo panela, harina, canela y levadura natural.

Especial atención al uso de la canela, es un producto natural o debería serlo, nosotros nunca lo compramos en polvo como habitualmente se ofrecen en los supermercados y grandes superficies ya que hemos podido analizar algunas y no contenían cien por cien canela, si no que llevan varios añadidos que nada tienen que ver con la especie, igualmente con otras especies en polvo, recomendamos comprar siempre las semillas y con un molinillo de especias molerlos en casa, la canela lo mismo, se puede comprar en rama y la podemos moler en casa, notarán una gran diferencia comparándolo con las especias que ya vienen en polvo.

Debería tener en cuenta nunca mezclar canela con productos que incluyan azúcar, sobre todo azúcar refinado, la canela debe utilizarse sin azúcares en productos denominados sanos, no sirve poner canela en el arroz con leche o las natillas ya que se trata de productos poco sanos en cuanto a calorías y azúcares, puede poner canela en la leche sin azúcar, en infusión, sobre tartas hechas con panela, etc.

Cuando uno se decide a hacer pan en casa o repostería en general, debe escoger muy bien la harina con la que elabora esos productos, pues no es tan fácil el encontrar harinas adecuadas, sin trazas de animales, sin gasificantes, conservantes, tóxicos, etc.

En nuestro caso tuvimos que dedicar algo de tiempo e investigar el contenido real de las harinas, contactamos con fabricantes y panaderos. Pudimos encontrar varias harinas que realmente cumplen con estos requisitos, pero ninguna de estas se comercializa en supermercado o centro comercial, se trata de harinas que solo se obtienen con la molienda de las semillas, sin mas.

Por Internet existen algunas empresas que comercializan este tipo de harina, pero cuidado con Internet, asegúrese de lo que compra, no sirve que nos anuncien harinas naturales, realmente deben serlo.

Al final del libro les indico nuestro email, con el cual pueden consultarnos y les indicaremos las marcas de harinas que hemos investigado como correctas y donde comprarlas, tanto en Europa como en América.

Después de hacer estos pequeños cambios, después de consumir estos productos durante unas semanas, comprobará que su estado físico y psíquico ha mejorado mucho, con mas energía, en nuestro caso nos dimos cuenta que en unas semanas habíamos perdido peso, lo cual nos alarmó, pero comprobamos que es completamente normal al no convertir los alimentos en grasa.

El resultado del chequeo fue que estábamos perfectos de salud, bajamos el colesterol drásticamente, nivel de azúcar en sangre correcto, presión arterial estabilizada, etc. La perdida de peso, perdida de grasa corporal, simplemente con estos cambios y un paseo diario conseguimos que nuestro cuerpo eliminara la grasa del cuerpo de forma progresiva, sin dieta alguna, solo sin consumir productos industriales, esto realmente nos animó a seguir con los cambios.

En cuanto al resto de cambios, procuramos no comprar en centros comerciales o supermercados, sobre todo no compramos productos procesados como son salchichas, carne picada, hamburguesas, chorizos, etc, en estos establecimientos solo compramos productos para el hogar, limpieza, higiene y poco mas. También decidimos no comprar mas carne y pescado en este tipo de comercio.

Creemos que para consumir comida de mayor calidad debemos de acudir a los comercios locales de proximidad como son las carnicerías, pescaderías y mercados locales, eso sí, siempre y cuando sepamos exactamente de donde provienen los alimentos, también nos alejamos de los productos ecológicos como ya hemos explicado en este libro.

Miramos muy bien lo que compramos, no nos fiamos de los productos denominados ecológicos, ni nuevos productos que han surgido, procuramos comprar los productos de siempre en proveedores locales.

En la carnicería compramos la carne fresca, no envasada, nos cortan las piezas al momento, pican la carne sabiendo que partes del animal consumimos, sin añadidos, aunque en estos sitios los precios son mas caros, la calidad bien vale el sobre precio.

Si se fija, en los centros comerciales y supermercados que venden la carne en bandejas ya cortada, incluso en piezas al corte, enteras, notarán que el color de la carne ya no es el auténtico, el problema es que mucha gente nunca ha visto carne auténtica. En estos centros nos ofrecen producto bonito muy rosado que nosotros damos por fresco, pero la realidad es que la carne no tiene ese color, esta totalmente adulterado y maquillado para que sea bonito, esto se consigue usando el gas que ya hemos mencionado a lo largo del libro, así se maquilla la carne.

Deberíamos de comprar productos no tan perfectos y bonitos, si se fijan en la fruta, toda igual, brillante por la cera que le aplican y sana, pero la triste realidad es que en ocasiones en el interior de la fruta las cosas no son tan bonitas y sobre tienen un sabor artificial incluso químico. Antiguamente las frutas no eran tan bonitas y era normal que tuvieran imperfecciones, este es el tipo de producto que se debería de consumir, pero cada día es mas complicado encontrarlo ya que solo se ofrece producto visualmente perfecto.

Si viaja al norte de África, países como Marruecos, Túnez o Argelia, visita sus mercados locales, comprobará que sus productos no son tan bonitos, incluso a algunos europeos nos puede dar algo el verlos en la calle y pensar que son insalubres pero si se atreven a probar ese producto se darán cuenta de su extraordinario sabor, eso es la calidad que deberíamos tener en nuestros centros comerciales, aunque visualmente no sena tan perfectos.

En cuanto a carne sería recomendable comer la menor cantidad posible, incluso suprimirla de la dieta, existen alimentos que son incluso mas nutritivos que las carnes y nos aportan los nutrientes que precisamos, por eso recomendamos hacer la prueba de las dos semanas sin carne y ver los efectos en cada uno, después se puede decidir a suprimirla o no, en todo caso reduzcan su consumo.

En nuestro caso no hemos eliminado totalmente la carne de la dieta, si hemos reducido su consumo drásticamente.

Las frutas y verduras las compramos en mercados locales, preferiblemente en los mismos establecimientos siempre, así se crea un vinculo con el vendedor el cual nos puede asesorar, pero recuerde, nunca debe fiarse de los vendedores aunque escucharlos es un buena práctica.

Lo ideal sería saber el origen exacto de todas las frutas y verduras que compramos, a ser posible incluso saber donde se encuentra la finca que los produce, pero entendemos que no siempre es posible.

Nos permitimos darles un consejo para las frutas y verduras que nosotros ponemos en práctica. Cuando vea un producto como un tomate o una manzana, perfecta, brillante y todas del mismo tamaño, desconfíe de su calidad, lo mas normal es que provengan de cultivos intensivos poco recomendables.

Tomates feos, manzanas no muy bonitas, zanahorias de color oscuro, esos son los productos mas naturales, aunque feos, son los mas auténticos, no busquemos productos brillantes y bonitos, las ceras hacen milagros.

Actualmente se ha puesto de moda poner cera en todos los productos frescos para que parezcan mas sanos, pero la realidad es que están maquillados y en ocasiones con ceras poco recomendables, por eso es mejor elegir el producto mas auténtico y si esto quiere decir feo, entonces que vivan los feos.

Resumiendo, sentido común es lo que debemos tener los consumidores y no dejarnos embelesar con cualquier cosa. Comprar con cabeza, nos lleva a no comprar productos procesados, productos manipulados o con atmósfera tratada.

En vez de comprar legumbres ya cocidas en envases de cristal, las cuales pueden ser muy saludables, si no nos fijamos en los conservantes que llevan en los botes.

Mejor comprar legumbres secas y cocinarlas en casa. Con una olla expres, se cocinan sin problemas y rápidamente.

Comprar cocidos, fabadas, comidas preparadas o pre-cocinadas, no son una buena opción. No sabemos que sal han utilizado en su elaboración, si tienen trazas de leche, huevo, el aceite que han utilizado, etc. Como no tenemos ninguna garantía, aunque fácil de comprar, deberíamos desestimar su consumo.

Podemos hacer este tipo de producto en casa, nosotros mismos, conservarlo en envases al vacío que previamente hemos puesto en baño maría, existen varias técnicas para conservar alimentos sin necesidad de refrigeración y con total garantía, nuestros antepasados hacían sus propias confituras, salsa de tomates y comidas caseras conservadas sin problemas, no es tan difícil el confeccionar comida en exceso y conservarla ya cocinada durante meses.

Si se utilizan las técnicas de conservación podemos tener producto fresco todo el año ya que si aprovechamos las temporadas de los productos, compramos en mayor cantidad y los envasamos y conservamos, podemos tenerlo disponible con total garantía frescura durante el año, es cuestión de organizarse, pero es perfectamente posible.

El problema principal de la compra y consumo de productos procesados, preparados a parte de no saber exactamente que contienen, es que no sabemos que productos se han utilizado para preparar el producto, por ejemplo un buen jamón curado con sal refinada, no es lo mismo que un jamón natural curado con sal de mar. Sencillamente la diferencia de usar un producto tóxico o no.

Como la mayoría de personas, cocineros entre estos, no somos conscientes de que la sal ya no es sal, el azúcar adulterado, el aceite de oliva pasado y muchos otros, entonces no tenemos ninguna seguridad de que los productos preparados no llevan en su elaboración este tipo de productos, los cuales estamos evitando en nuestra dieta y nos los pueden colar sin saber en otros productos.

Todo esto expuesto, lo podemos ir poniendo en práctica paulatinamente, el cambiar de forma radical en un día, no es correcto, nosotros empezamos por azúcar, una semana después la sal, el aceite y así paulatinamente.

No podemos suprimir todo esto de repente, aunque sepamos que no son sanos, recomendamos ir haciendo pequeños cambios y en poco tiempo nuestra alimentación cambiará, para bien y lo notará, lo comprobará usted mismo, sin que nadie se lo diga, los cambios se notan rápidamente en la salud y la energía.

Pero tampoco debemos se unos obsesionados por la salud y la comida. Conocemos a personas que han cambiado de hábitos y no van ni a comer con sus amigos, ni restaurantes ni nada, se convierten en antisociales y esto no es correcto.

Si un día nos invitan a una fiesta, lógicamente vamos y disfrutamos como cualquiera, dejando atrás temporalmente nuestra alimentación, por un día no ocurre nada, de lo contrario nos convertimos en obsesionados y eso no es bueno. Sabremos que en la fiesta no todo es bueno, nadie nos obliga comer de todo, podemos ser selectivos.

En otros casos reales, en un cumpleaños de un niño, una madre no dejó comer la famosa tarta de cumpleaños a su hijo, lo cual eso no es correcto, por mucha azúcar que lleve, hay que ser mas transigentes, sabemos que el azúcar que lleva la tarta no es bueno, pero la comeremos como todos, aunque a lo mejor un trozo mas pequeño, pero no se debe pasar por una persona extraña, el caer en los extremos no es bueno.

Pero preocuparnos por la salud y la alimentación es perfecto, pero nunca obsesionarnos con esto, flexibilidad e inteligencia sería lo recomendable.

También si deciden hacer cambios en su dieta, notarán que al consumir un producto poco correcto, como puede ser un trozo de tarta u otro producto, su estómago se va a quejar debido a que ya no esta acostumbrado a tener que digerir este tipo de producto, lo cual notará mas que cualquier otra persona el problema de consumir los productos adulterados, es una ventaja o desventaja, depende de como se mire.

Beneficios que hemos observado

El primer y mas importante beneficio que hemos observado a las pocas semanas de cambiar nuestros hábitos alimentarios, es el aumento de energía, mucho mas vitales, nos cansamos menos haciendo lo mismo que antes, mayor concentración en los estudios y trabajo, además de cambios físicos evidentes.

En los cambios físicos mas evidentes, la perdida de peso de forma natural, sin hacer ninguna dieta y sin una intención clara de perder peso, pero la realidad está muy clara, la mayoría de productos que nuestro cuerpo no procesa bien terminan almacenándose en forma de grasa, lo cual es el principal problema de la obesidad.

Con estos mínimos cambios, en un meses aproximadamente comprobará que ha perdido masa corporal en forma de grasas, pero en ningún momento ha sufrido ningún problema en cuanto a los nutrientes que ingiere, las vitaminas, minerales, proteínas, etc en ningún caso se han visto alterados incluso se han visto aumentados, al no atiborramos con alimentos poco sanos nuestro cuerpo metaboliza mejor los productos que consumimos y no los transforma en grasas.

Si cambiamos los productos propuestos en este libro, sobre todo los tres primeros, azúcar, sal y pan, solo con esto conseguirá perder peso y ganar energía, vivirá mucho mas feliz, sin ser consciente de estar haciendo ningún sacrificio. Nada de dietas, nada de suplementos ni medicamentos, eso forma parte de la industria alimentaria que nos está vendiendo productos poco saludables para nosotros.

Simplemente pequeños cambios, el azúcar refinado se convierte en grasas y no nos aportan ningún beneficio en cuanto a minerales, vitaminas, etc. Entonces si lo cambia por un producto que también tiene glucosa en grandes cantidades como el azúcar, pero natural no sintético que además el cuerpo metaboliza sin problemas y no lo convierte en grasas, que nos aportan vitaminas, minerales, etc como si de un complejo vitamínico se tratara, pero natural, entonces porque no cambiarnos a este producto. Es absurdo no hacerlo y no tiene ningún riesgo ni tampoco sacrificio alguno, solo con esto su cuerpo ya no genera grasas, lo cual es de agradecer, vivirá mejor y mas sano.

No sirve el tomarse cada mañana un montón de pastillas, vitaminas, complejos de minerales, etc. no eso es solo un negocio y en muchos casos fraudulento, lo máximo que nos pueden ofrecer es una orina cargada de estos supuestos beneficios, nuestro cuerpo no acepta vitaminas y minerales sintéticos, no los metaboliza, los trata como objetos extraños , por lo tanto los desecha, hay que tomar estos nutrientes de forma natural para que nuestro cuerpo los aproveche.
Les proponemos un juego, tómese una mañana en ayunas un cóctel de este tipo de complejos vitamínicos y desayune. ¿Como se encuentra al cabo de una hora? Mas energético, se ha puesto nervioso, ha notado algo que no sea psicológico.

Entonces haga lo mismo otra mañana, en ayunas tómese una cantidad de *panela*, por ejemplo, sin pasarse que tiene alto contenido en glucosa y vea usted mismo lo que le ocurre a su cuerpo, ¿nota algo?. Si esta mas nervioso/a de lo habitual, si esta más energético, etc ya sabe de donde viene esa energía, su cuerpo la metaboliza sin problemas y si, notará sus efectos, los cuales no son nocivos, simplemente que su cuerpo no esta habituado a recibir tal cantidad de energía por lo que no la sabe canalizar todavía, por eso el nerviosismo. Debe controlar la cantidad que consuma, cada uno tendrá su propia dosis beneficiosa.

Ha nosotros y sobre todo a nuestro hijo que esta en época de estudiar, rendir en dichos estudios, comprobamos que el cansancio desaparece y la concentración mejora muy rápidamente. Esto es algo que realmente es muy importante sobre todo si nuestro trabajo exige altas dosis de concentración. Estamos convencidos que ningún complejo vitamínico ofrece este efecto a no ser que se solo psicológico, pero eso solo será temporal.

Igualmente cuando hablamos de salud, significa que realizamos un chequeo médico completo antes de realizar ningún cambio y después de dos o tres meses volvemos a realizar otro chequeo médico completo, tenemos la costumbre de revisarnos cada dos o tres meses, no es que seamos hipocondríacos, no es para verificar si nuestros cambios alimentarios influyen en nuestro organismo de forma negativa y si es así solucionarlo a tiempo, pero de momento esto no ha sido necesario.

Resultado, hemos mejorado mucho en el tema del colesterol, el cual se encuentra dentro de la normalidad. En mi caso con ciento veinte kilogramos, colesterol alto y tensión arterial alta, después de seis meses, colesterol normalizado, tensión doce/seis, perfecto, pero veintidós kilos menos, eso si sin dieta, ni sensación de que me estoy privando de ningún alimento ni pasar hambre ni mucho menos, sin medir los consumos, como lo que quiero, pero alimentos correctos.

Después de casi nueve meses mi peso ya ha pasado a ser de noventa kilogramos que por mi altura de un metro y ochenta y siete centímetros esta perfecto. He perdido treinta y siete kilos en ese tiempo sin ni siquiera darme cuenta.

Otro cambio muy importante es el estar menos nervioso, con menos ansiedad, con mas vitalidad, el humor cambia, ahora tenemos ganas de ir a pasear, estar con amigos y en general con un humor mucho mejor, mas contentos, hemos aprendido a reír, algo que teníamos olvidado el cual es muy sano.

En cuanto al descanso, en algunas ocasiones tanto yo como mi esposa habíamos pasado ocasionalmente por sufrir de insomnio debido a la vida que llevamos y los problemas que acumulamos. Después de nuestros cambios descansamos mas y mejor, el insomnio es algo del pasado, realmente al levantarse de la cama se nota que realmente hemos descansado y estamos fresco para iniciar un nuevo día.

En cuanto a los cambios corporales ya hemos mencionado la perdida de peso, pero también en cuanto a alergias, tanto yo como mi hijo somos alérgicos a los ácaros y algún polen ambiental, ahora vemos que nos afectan mucho menos, en mi caso ha desaparecido el problema de la reacción contra estos productos, la rinitis, ojos irritados, etc. En cuanto a mi esposa cuando consumía algunos productos le salían manchas en la piel y eccema, los cuales ya son historia.

Efectivamente vemos cambios, son totalmente evidentes, cambios buenos y saludables, cosa que cuando se hace dieta o se toman suplementos es muy difícil de comprobar, sobre todo con los complementos nutricionales, los tomamos de forma indiscriminada y no valoramos si realmente surgen efecto o no sobre nuestro cuerpo, es mas algo psíquico, placebo que realista.

Con nuestro sistema en pocas semanas por ni decir los primeros días ya se empiezan a ver cambios evidentes, solo cambiando el azúcar, sal y pan ya son muy evidentes los cambios beneficiosos que se producen en nuestro cuerpo.

Les animamos desde este libro a que intenten poner en práctica esta modificación de hábitos y compartan sus resultado e impresiones con nosotros. (al final del libro incluyo mi email para consultas y comentarios).

El ejercicio físico (Deporte si o no)

Después de todo lo comentado en este libro y los cambios que hemos realizado en cuanto a alimentación, los cuales tienen una única finalidad, comer mas sano, mejorar en lo posible consumir la mínima cantidad posible de productos nocivos, entendiendo por nocivos que no son naturales, son de laboratorio o han sido modificados y aunque no este demostrada su toxicidad a corto plazo, nadie sabe realmente los efectos que estos pueden ocasionar a nuestro cuerpo a largo plazo.

Recalcar que en la mayoría de estudios que utiliza la industria alimentaria hace referencia a la cantidad de producto que se ingiere de una marca determinada y producto, lo que no tienen en cuenta estos estudios es el consumo consciente e inconsciente de estas productos.

Por ejemplo en un envase cualquiera indica la cantidad de azúcar que contiene, entre otros componentes y en algunos casos una recomendación de consumo recomendado por alguna organización oficial. Pero el problema no es que un producto tenga mucha o poca azúcar o otro componente, el problema es que por ejemplo la azúcar está presente en casi todos los productos que consumimos, en muchos casos camuflada, por lo que nadie ha hecho un estudio de todos estos productos modificados que consumimos a lo largo del día y los efectos que estos pueden provocar a corto y largo plazo, creo que este el el principal problema que tenemos los consumidores.

Beber o comer un producto determinado no nos va a hacer daño, lo que si nos provocará daño a nuestro cuerpo es el consumo constante de productos como es el azúcar, grasas, colorantes, emulgentes, conservantes, etc durante nuestra vida de forma inconsciente ya que nos los ponen camuflados en cualquier producto, este es el principal problema que tiene el consumidor, el no poder controlar el consumo de estos componentes que pueden provocar la mayoría de enfermedades que actualmente crecen entre la sociedad.

Creemos que un paso natural y lógico es combinar los cambios que proponemos alimentarios con alguna actividad física, pero cuidado, actividad física moderada. No es preciso correr una maratón o ir a un gimnasio, nos referimos a una actividad suave, como es pasear, nadar, ir en bicicleta, etc.

Nosotros no estamos en contra de la práctica del deporte, al contrario, tenemos la firme creencia que el deporte controlado, dentro de la cordura aporta grandes beneficios al que lo practica.

Por nuestra parte indicar que nunca hemos sido deportistas, queremos decir que en el pasado no hemos realizado ni el mas mínimo indicio de deporte, lo cual no es bueno. La inactividad también tiene consecuencias importantes en nuestro organismo.

En mi caso particular, trabajando siempre sentado frente a un ordenador durante mas de 10-12 horas diarias, en muchas ocasiones incluyendo fines de semana, es lo que actualmente se denomina como vida sedentaria, la cual es muy fácil acostumbrarse, pero muy poco sana.

Antes de empezar a realizar ningún cambio en nuestra dieta y después de comprobar que cada día nos costaba mas subir las escaleras, decidimos, con la orientación previa de nuestro doctor, dar unos pequeños paseos cada día, unos 20 o 30 minutos diarios, se trata de acostumbrar nuestro cuerpo a moverse un poco, ir acostumbrándolo para después aumentar los tiempos, pero siempre a paso de paseo, no se trata de andar como alma en pena.

Decimos esto, porque actualmente hemos conocido personas que están totalmente obsesionadas con el deporte, el exceso de deporte. De repente empiezan a correr sin control alguno y siempre aumentando las distancias y tiempos, esto puede llegar a ser muy peligroso para cualquiera que no esta habituado a estos esfuerzos, sobre todo si se superan los 35 años. Hay que tener cuidado y no obsesionarse.

Después de unas semanas de iniciar nuestros cómodos paseos, fue cuando empezamos a realizar pequeños cambios en nuestra dieta, comprobamos que los paseos que normalmente duraban unos 20 o 30 minutos, empezaron a durar de 60 a 90 minutos, pero sin buscarlo, simplemente no estábamos cansados y nos gustaba andar, teníamos mas energía.

En unas semanas ya estábamos saliendo diariamente a pasear durante una horas por las tardes, con el buen tiempo de la primavera y los domingos por la mañana empezamos a hacer excursiones por el campo de varias horas, todos juntos, en familia como una actividad de ocio mas.

Comprobamos que cada vez el tiempo del paseo era mayor y que en dos meses ganamos mucho fondo, con esto me refiero que ya no nos cansábamos y podríamos subir las escaleras sin ningún problema. Al principio cuando iniciamos nuestros paseos, nos costaba mucho subir una cuesta, los músculos de las piernas nos hacían daño y nos faltaba el aire, en pocos días ya la subíamos sin darnos cuenta, algo estaba cambiando en nuestro cuerpo.

Creemos que no podemos llamar a esto deporte deporte ya que no lo entendemos como tal, simplemente unos paseos agradables sin ninguna otra pretensión que encontrarnos bien y pasar el tiempo en la naturaleza., desconectar un poco de la rutina diaria.

Con estos paseos, los cuales creemos que algo influyeron en la perdida de peso, al menos a colocarnos la grasa y que la piel no nos colgara debido a la perdida de peso. nos encontrarnos mucho mas fuertes y sanos, sin apenas esfuerzo, comprobamos que la presión arterial se normalizó en unas semanas y el tono físico general mejoró mucho, en todos los sentidos.

Con todo esto queremos indicar que es fundamental cambiar los hábitos alimenticios, pero también nuestros hábitos en cuanto a los momentos de ocio, el salir, pasear, para nosotros es una experiencia muy agradable, cuando no podemos salir a dar una vuelta, por mal tiempo o cualquier otro motivo lo notamos en falta.

Otras personas van a gimnasios, corren, montan en bicicleta o simplemente pasean, todo es bueno siempre y cuando se haga con sentido común.

Recomendamos que antes de hacer deporte de ningún tipo deberíamos de acudir a un médico, indicarle lo que quieren hacer y que controle un poco su estado general, debido a que si su cuerpo nuestro habituado, puede ser contraproducente, de repente empezar a machacarse el cuerpo puede ser incluso peligroso, por eso es muy recomendable asesorarse con un médico para que le marque unas pautas, teniendo en cuenta su estado de salud actual.

Hay que decir y no nos cansamos de repetirlo, que en nuestro caso nunca hemos hecho esto para perder peso, solo para encontrarnos mejor físicamente, como resultado hemos comprobado, en nuestro caso particular, que realizando estos paseos, nos despejamos y en definitiva nos encontramos mejor física y psíquicamente. Creemos que cada persona debe encontrar algo, bien sea deporte o no, que le haga disfrutar de momentos, los cuales sean saludables sin obsesionarse por las cosas, las obsesiones no son buenas para nuestra salud.

Por estos motivos, creemos que cada personas debería encontrar alguna afición o deporte para moverse un poco, relacionarse y en definitiva encontrarse un poco mejor. La vida en el sofá es fácil y cómoda, pero estas personas que actualmente están en esta situación se están perdiendo el vivir, la vida esta fuera del sofá, hay que empezar a cambiar las cosas con un poco de voluntad.

Nuestro menú semanal (ejemplo)

Antes de describir un ejemplo práctico de nuestro menú semanal el cual variamos constantemente y procuramos no comer siempre lo mismo, debemos tener claro que todo lo expuesto en este libro lo hemos aplicado en nuestra rutina diaria, es decir, cambiamos el azúcar por *panela*, la sal que consumimos es cien por cien de origen natural sin aditivos, la harina con la que hacemos el pan, la repostería casera es cien por cien harina sin otros añadidos y así en todos los productos que consumimos.

En cuanto a la alimentación, hemos hecho algún descubrimiento que antes de realizar ningún cambio no utilizábamos en la elaboración de nuestra comida, en nuestro caso se trata de las especias.

Hemos descubierto que si utilizamos ciertas especias en nuestros platos, especias de origen natural, estos mejoran enormemente, pasando a ser platos mucho mas sabrosos.

Como indicamos al principio del libro, hemos viajado mucho por el mundo, conocido culturas, gastronomía, etc muy distinta a la nuestra, la cual nos ha dado una mayor visión sobre los alimentos y su preparación, por ese motivo en nuestro menú utilizamos esta fusión de culturas del mundo la cual se ve reflejada en nuestra dieta.

Comprobamos que la cocina hindú, pero cuidado, no la de los restaurantes Indios, si no la verdadera cocina hindú, la mayoría de restaurantes Indios están regentados por cocineros que provienen de Pakistán, por lo que la comida que sirven es diferente a la de la India, ha nosotros no nos cae bien ya que la notamos muy fuerte y no el picante, la mezcla excesiva de especias. La cocina tradicional de la India es muy sabrosa y rica, se basa principalmente en vegetales, aunque también existen los platos de carne.

En nuestro caso nos acostumbramos con el consumo de picantes, pero para las personas que no están habituadas, se puede elaborar los platos sin añadir el picante, serán iguales de sabrosos, pero personalmente creo que una pizca de picante, favorece a nuestro cuerpo, nos ayuda en la digestión y muchos médicos indican que son buenos para las personas que no tengan problemas de estómago o intestinales, fortalece nuestras defensas y ayuda a nuestro cuerpo a eliminar tóxicos y grasas, por lo que personalmente lo recomendamos.

Como le indicamos, nuestro menú es una fusión de comida Española, Árabe, Hindú, Mexicana, etc. Pero esto es nuestro caso y creemos que no es muy significativo, cada persona puede cocinar lo que quiera, siempre y cuando aplique los consejos anteriores de este libro y que no se exceda en las cantidades.

En cuanto a cantidades, indicar que nosotros no nos miramos los pesos, no pesamos los alimentos ni mucho menos, solo pesamos la harina cuando hacemos el pan, pero en la comida diaria no tenemos ningún control en cuanto a cantidades, solo estamos muy atentos en comprar productos sanos, sin grasas añadidas, ni aditivos, moderando el consumo de carne, aunque en nuestro caso no la hemos eliminado la carne por completo, si hemos reducido mucho su consumo. En cuanto a cantidades cada persona sabe lo que precisa, la cuestión es no pasar hambre, que con las comidas diarias quedemos satisfechos sin atiborrar nos de comida innecesaria, cocinar con cordura sería la mejor definición.

En nuestro caso realizamos tres comidas diarias, las habituales. Muchos médicos, nutricionistas, etc indican que es mejor hacer cinco comidas diarias de menor cantidad en vez de tres. Seguramente tienen toda la razón del mundo ya que estar tanto tiempo entre comida nos ayuda a tener mas ansiedad y que el cuerpo acumule mas grasas debido al tiempo que pasa entre comidas, pero en nuestro caso y siendo sinceros, no lo hemos hecho así.

Existen excepciones, por ejemplo los fines de semana, cuando hacemos nuestras excursiones por el campo, siempre nos llevamos, a parte del agua potable unas piezas de fruta incluso algunos frutos secos. Al movernos y utilizar mas energía en las caminatas comemos unas piezas de fruta o un puñado de frutos secos, las cuales nos ayudan mucho, pero de diario no suele ser así.

Desayuno

En los desayunos somos muy clásicos, vamos alternando los días, un día comemos cereales con yogur y café con leche, otros días pan casero del tipo pan de molde (les doy la receta mas adelante) el cual en ocasiones lo pasamos por la tostadora y otras veces no.

Tenemos muy en cuenta que tipo de cereales compramos ya que además de ser una fuente de carbohidratos, también son una fuente de grasas y azúcares añadidos, por lo que es importante comprar unos cereales libres de azúcar y cualquier otro producto añadido, en nuestro caso compramos una mezcla de seis cereales, sin ningún aditivo. Si no encuentra ninguno adecuado, es recomendable comprarlo a granel, la avena, frutos secos, almendras, mijo, etc y crear su propio cóctel de cereales.

Otras consideraciones a tener en cuenta en cuanto al desayuno, es el café. No compramos café molido en los supermercados, la mayoría además del propio café pueden llevar otras sustancias no deseadas, por este motivo compramos el café en granos tostados, los pasamos por el molinillo de café y tenemos nuestro propio café, eso si cien por cien café.

Hemos podido comprobar que varias marcas que comercializan el café molido, por no decir casi todas, en su contenido se pueden encontrar productos que nada tienen que ver con el café como son cáscaras de diferentes productos secos y otros todavía mas increíbles, todo con la finalidad de vendernos producto proveniente de desperdicios como si fuera café auténtico, por ese motivo mejor comprar el café en grano.

Igualmente estamos en contra de los famosos cubiletes de café, queramos o no y siempre según nuestro parecer, creemos que nos están vendiendo productos de origen químico y otros sucedáneos que lo venden como café y provienen de los laboratorios los cuales invierten esfuerzo y dinero para darnos productos que se parezcan al original pero que en realidad nada tiene que ver con el café, eso sí, a precios exorbitantes a cambio de ser mas cómodo el hacerse un café.

Normalmente las cosas cómodas y fáciles que nos ofrecen desde la industria alimentaria no son mas que estratagemas para vendernos productos sintéticos que nada tienen que ver con el original, vamos que nos dan gato por liebre.

Resulta tremendamente cómodo, práctico y rápido poner un cubilete en una maquina especial y como resultado tenemos un brebaje que parece café en unos segundos. Realmente práctico y cómodo, se ha parado a pensar que desde que utiliza esa máquina el precio de su café se ha disparado, esta pagando una fortuna por café, pero claro, es el precio de la comodidad, pero ¿esta seguro que lo que toma es café o un químico?

Estamos en contra de todo lo que se pueda manipular y que provenga de los laboratorios, en este caso los famosos cubiletes de café.

Nosotros no encontramos café sin tostar en nuestra zona, de lo contrario seguro que lo compraríamos y lo tostaríamos directamente en casa, pero en nuestro caso no es posible.

Con el molinillo molemos los granos de café, una cantidad para varios días, guardamos el café molido en un tarro de cristal en el frigorífico, de esta forma se conserva perfectamente.

En nuestro caso estamos seguros que consumimos café, de mayor o peor calidad, pero café. Cuando comprábamos el café molido en supermercados, no teníamos la seguridad de ser café cien por cien, por lo que hemos adoptado esta costumbre, la cual con un poco de organización nos cuesta el mismo tiempo el hacernos un café como si lo compráramos ya molido.

El café lo hacemos con una cafetera de goteo, el sistema de goteo hace que el café sea mas suave y no nos altere como hace el café expreso. Comprobamos que el café hecho con la cafetera tipo Italiana, la cafetera expres, sale mucho mas fuerte y en algunas ocasiones nos pone mas nerviosos, incluso crea taquicardias, por eso cambiamos al café por goteo, con este sistema ya no tenemos os efectos anteriores.

Por supuesto, nada de azúcar refinada en el café o en los desayunos, *panela* es el endulzante que utilizamos.

Resumiendo, un día comemos cereales con yogur y café con leche, incluyendo alguna fruta en el cuenco de cereales.

Otros días rebanadas de pan de molde casero, con mermelada casera o trozos de jamón cocido, siempre y cuando sea cien por cien natural, con alguna pieza de fruta.

Nuestros desayunos son sencillos y naturales, las cantidades como siempre no las controlamos, lo que uno precise, mi esposa come dos rebanadas de pan, mi hijo tres o cuatro yo tres, depende del día, no llevamos ningún control en las cantidades, siempre lo que uno precise.

Estaría muy bien cambiar la leche de vaca por leche de soja o de almendras al igual que incluir algún tipo de licuado de frutas, sería el desayuno ideal.

Igualmente si disponen de un procesador de alimentos sería muy interesante poder hacer en casa cremas de frutos secos, es decir, si a nuestros hijos les gusta la crema de cacao, en vez de comprarla en el supermercado la pueden hacer en casa comprando avellanas, las debe de tostar solo un poco en el horno unos 10 minutos a 180 grados y las pasa al procesador de alimentos triturándolos, en el momento de formarse una especie de pasta puede añadir una cucharada de cacao en polvo, asegúrese de que solo sea cacao, sin azúcares ni espesantes, solo cien por cien cacao, así conseguirá una nutritiva crema para el desayuno que encantará a sus hijos.

Igualmente pueden combinar varios frutos secos o hacer crema de cacahuetes, etc. Estas cremas son muy nutritivas para el desayuno, completamente naturales. Para hacerlas nunca debe añadir nada a la mezcla, los propios frutos secos tienen sus propios aceites esenciales y se convierten en una pasta o crema huntable.

Almuerzo

Como hemos indicado anteriormente, hemos descubierto la utilización de especias naturales para dar un mayor sabor a los alimentos, a parte de los propios beneficios que dichas especias nos proporcionan.

Debemos indicar que nunca compramos especias en los supermercados ni en botes de cristal, sobre todo si ya han sido molidas.

Hemos comprobado, sobre todo en marcas blancas que muchos productos provienen de un proceso químico para imitar el sabor, que nada tiene que ver con el original, hemos encontrado estos productos químicos en especias ya trituradas como son el jengibre, canela, pimienta, curry, cúrcuma y muchos mas.

Nuestra recomendación comprar las especias sin triturar y de origen natural. Nosotros actualmente los compramos por Internet a una empresa que importa directamente de la india sus productos, pero nunca los compramos triturados.

En cuanto a las especias que utilizamos habitualmente en nuestra cocina son las siguientes:

- Pimienta negra
- Cúrcuma
- Jengibre
- Mezcla para garam masala (base curry Indio)
- Semilla de comino
- Semilla de coriandro
- Semilla de hinojo
- Guindilla seca
- Canela rama

- Cardamomo (especia hindú)
- Hierba limón
- Curry en hojas
- Clavo
- Semilla de mostaza negra
- Curry vindaloo
- Curry madras

Todas estas especias las compramos sin triturar, menos la cúrcuma y el jengibre en polvo, pero no envasados en supermercados, comprados en tiendas que sabemos que realmente nos venden jengibre natural. Tienen al final del libro nuestro email, gustosamente les indicaré donde compramos las especias naturales por internet.

Todas las demás especias las trituramos nosotros mismos con el molinillo de especias que a la vez es apto para café. Al comprar el molinillo miren que realmente tritura las dos cosas.

Algunas especias para que den mas sabor primero las tostamos un poco en una sartén, una vez doradas las trituramos inmediatamente, su sabor es mucho mas intenso que si las trituramos crudas sin mas, las que tostamos previamente son: comino, mezcla garam masala, semilla coriandro y semilla hinojo, guindilla.

Deben guardarse en frascos de cristal, preferentemente y protegidos de la humedad y luz solar.

Igualmente como nos gusta mucho la comida exótica, tipo hindú, compramos algunos preparados, como son las pastas de curry tipo vindaloo, madras, etc, todas provenientes de la India, hoy en día con internet es muy fácil comprarlas, pero estas las utilizamos nosotros ya que estamos acostumbrados a este tipo de comida.

En cuanto a platos que preparamos para el almuerzo, son muy variados y siempre combinados, comemos un primer plato, segundo plato y postre que casi siempre es fruta.

Con la comida solo bebemos agua natural, nada de preparados azucarados, cerveza o vino. Bueno vino en algunas ocasiones, pero no es habitual.

Hay que retomar el sano hábito de beber agua, el agua es fundamental para nuestro cuerpo. En estos días vemos que muchas personas compran bebidas poco sanas, azúcar casi todo, no vamos a dar marcas o nombres, creo que todos las conocemos de sobras, este tipo de bebidas debería ser totalmente ocasional, nunca nos deberían de acompañar en nuestras comidas, al igual que las bebidas isotónicas.

Nosotros no consumimos bebidas azucaradas de ningún tipo, ni energéticas, no son necesarias en ninguna dieta saludable ni siquiera recomendaríamos los zumos de frutas ni nada parecido, si queremos zumos licuamos frutas frescas y así sabemos con seguridad que estamos consumiendo ya que la mayoría de estos preparados tienen grandes cantidades de azúcar, agua, colorantes, potenciador del sabor, etc.

Otro de los componentes básicos que hemos aumentado en nuestros menús, son las legumbres, las legumbres son un alimento muy completo, en muchos casos nos aportan mas nutrientes que la carne, es un buen sustituto.

Hemos aprendido a cocinarlo de muchas formas diferentes, como legumbres hemos añadido los garbanzos, lentejas, judías y un preparado que se vende de varios tipos de legumbres para ser triturado.

Todas las legumbres las compramos a granel, nada de legumbres precocinadas y mucho menos en frascos de cristal, estos frascos están repletos de conservantes y otros productos muy poco recomendables.

Si se dejan las legumbres por la noche en agua, por la mañana es muy fácil de cocinas, sobre todo si cuenta con una olla a presión. Mi esposa las cuece por la noche y en cantidad, ya que preparamos muchos platos distintos con las legumbres.

Con los garbanzos, hemos aprendido a hacerlos en ensalada, servidos fríos con aliño, también con especias Indias, los garbanzos picantes de la India, aunque pueden prepararse sin picante, garbanzos cocidos con patatas, garbanzos con arroz, humus de garbanzo, garbanzos de todo tipo y forma posible, dan mucho juego y nos aportan muchas proteínas, es un buen sustituto de la carne.

Las lentejas las preparamos como un cocido pero sin la carne, con verduras, también lentejas al estilo del Líbano, son con comino, piel de limón y espinacas frescas, delicioso. Lentejas de todo tipo y forma, al estilo hindú, lentejas a la crema, lentejas con arroz, a la griega, miles de formas posibles.

Las judías, simplemente hervidas con pimentón, refritas en aceite, con patatas, con verduras, etc.

En cuanto a las verduras, siempre las compramos frescas en el mercado, nada de ecológicas ya hemos explicado el fraude que se comete con los productos ecológicos.

Hemos aprendido a cocinar las verduras de muchas formas posibles, si nos ayudamos de las especias podemos hacer platos deliciosos en muy poco tiempo, como es el timbal de verduras con especias, en vez de hacer canelones con carne hacemos musaca griega.

En cuanto al pan, en ocasiones y recordando nuestro querido México, elaboramos tortas o tortillas como se denominan en México, pero con harina integral mezclada con harina normal, lo suyo sería hacerlas con harina de maíz, pero en nuestra localidad no encontramos este tipo de harina. Estas tortillas no son exactamente de México, son mas e los países árabes e hindú, se denominan chapatis, pero se utilizan como las tortillas Mexicanas. Normalmente no comemos pan con el almuerzo, solo en ocasiones los chapatis mencionados.

Con un timbal de verduras o garbanzos, arroz, etc podemos hacernos unos deliciosos tacos con estas tortillas, muy nutritivas y naturales, son muy fáciles de hacer en quince minutos las tenemos listas para tres personas.

Debemos tener mucho cuidado con el arroz, hemos comprobado que en algunas marcas blancas, el arroz que comercializan realmente no es arroz, incluso algunas marcas conocidas son preparados químicos que parecen arroz o provienen de arroz modificado en laboratorio, igualmente vemos que el arroz esta muy manipulado, por este motivo nosotros solo consumimos un tipo de arroz asiático que nos envían directamente a casa y hemos comprobado que realmente es de calidad, proveniente del cultivo normal del arroz no modificado.

Resumiendo, nuestro menú es muy variado, vamos ampliándolo con nuevas recetas y siempre lo mas naturales posible, nunca utilizamos productos procesados, precocidos, congelados, etc.

Cenas

Para las cenas, normalmente elaboramos algún tipo de sopa, pero nunca utilizamos los cubiletes que se venden en los supermercados, no precisamos de añadir sabor a las sopas, sobre todo porque estos cubiletes son muy poco naturales, según nuestro parecer y ricos en sal.

Hemos aprendido a elaborar diferentes sopas y purés, muy simples, sencillas, con una elaboración rápida hechas con productos naturales.

Para las cenas sopas, ensaladas, combinado con pitas (pequeños panecillos caseros), las pitas pueden rellenarse con lo que queramos, queso, verduras, carnes, etc. Son ideales para tener una cena nutritiva y de fácil digestión.

Siempre al final de la cena, como mínimo consumimos una pieza de fruta.

Seguidamente les indicamos un ejemplo de un menú semanal que realizamos, normalmente cada semana es distinto.

Menú semanal

	Lunes	Martes	Miércoles
Desayuno	Café con leche Panela Cóctel cereales yogur sin azúcar Fruta	Café con leche Panela Pan de molde Confitura casera Fruta	Café con leche Panela Cóctel cereales Leche Fruta
Almuerzo	Patatas picantes Pechuga pollo con couscous Plátano con panela líquida	Lentejas con espinacas Timbal verduras Arroz con leche	Pasta con salsa Tortilla de patatas Fruta
Cena	Sopa Tunecina con sémola de cebada Pitas rellenas Fruta	Sopa de pollo Verduras a la brasa Fruta	Ensalada variada chapatis rellenos Fruta

	Jueves	Viernes	Sábado
Desayuno	Café con leche Panela Pan de molde con jamón dulce y queso	Café con leche Panela Panqueques con frutas	Café con leche Panela Cóctel cereales Yogur sin azúcar
Almuerzo	Garbanzos picantes Curry de pescado con arroz Fruta	Guisantes con patatas y cebolla Ternera con salsa Macedonia	Pizzas caseras Ensalada con verduras Fruta
Cena	Sopa verduras Pitas rellenas Fruta	Puré calabaza Chapatis rellenos Fruta	Puré cala bacín Verduras brasa Fruta

Comprobarán que en nuestro menú tenemos algunos platos que no conocen, es normal ya que a nosotros nos gusta mucho combinar diferentes platos de todo el mundo.

Indicar que cuando indicamos que desayunamos de un cóctel de cereales, compramos los cereales a granel y los mezclamos, por ejemplo avena, copos de trigo integral, chips de bananas, uvas pasas, higos secos, semilla de lino, trozos de dátiles, pipas de girasol, trozos de coco seco, albaricoque seco, avellanas, etc.

Se puede hacer uno mismo su cóctel, comprando estos productos y mezclándolo todo, eso si, no añada nada de azúcar. Nosotros solemos comprar a granel varios cereales y los mezclamos bien, los conservamos en bolsas o en envases de cristal cerrados herméticamente y así tenemos estos cereales preparados sin que se deterioren.

El yogur que consumimos es natural, sin azúcar ni conservantes. Si se deciden pueden hacerse fácilmente en casa, de lo contrario compramos los natural de marca conocida.

También utilizamos mucho el desecado de productos, es decir, el deshidratado. Se trata de quitar el agua que tienen los productos, proceso de deshidratación. Permite conservar sin tener que utilizar frío, por ejemplo deshidratamos frutas, verduras, carnes, incluso las tortillas de huevo para tener huevo en polvo.

Descubrimos la deshidratación por casualidad, compramos un pequeño deshidratador, el mas económico y le estamos sacando un gran partido. Cuando algunas frutas o cualquier alimento esta barato y fresco en el mercado, compramos mas de lo normal y lo deshidratamos, cuando no lo convertimos en compota, compota sin azúcar, con *panela*.

Con el tiempo nos damos cuenta que aprovechamos mucho más los productos de temporada, hemos investigado como podemos trasformar estos alimentos de forma natural para poderlos tener en la despensa. Lleva un poco de trabajo, pero realmente merece la pena ya que siempre consume productos que usted controla y prácticamente durante todo el año.

Muchas personas que trabajan todo el día pensarán que no pueden estar todo el día en la cocina o que cuando llegan a casa lo único que no quieren hacer es ponerse a cocinar, en estos casos, muy habituales, si aprendemos a preparar alimentos con antelación, congelar platos ya elaborados y crearnos una pequeña despensa simplemente con dedicar algo de tiempo de vez en cuando los fines de semana, incluso convirtiendo esos momentos en juegos para la familia, comprobará que se alimentará mucho mejor y con muy poca dedicación y esfuerzo por su parte.

Cuando indicamos en el ejemplo de menú que consumimos pan de molde, es el pan que elaboramos nosotros mismos, al igual que las pitas, las pitas no son mas que pequeños bocadillos cocidos muy rápidamente los cuales los abrimos y rellenamos con cualquier alimento (carne, verduras, ensalada, etc) las pitas no se rompen con la humedad de los alimentos.

Los chapatis, no son mas que tortillas hechas al momento, se pueden rellenar de lo que quiera, incluso postres o como si fuera un taco mexicano.

Todo lo relacionado con el pan y sus diferentes elaboraciones las confeccionamos nosotros mismos en casa, dedicamos unas horas algún fin de semana, exactamente dos horas cada dos o tres semanas, hacemos el pan para ese tiempo y lo congelamos, así no estamos cada dos por tres haciendo pan, solo hacemos pan una o dos veces por mes, se consume menos energía eléctrica o gas y sobre todo menos tiempo para que no sea un engorro. Si uno se organiza bien, la preparación de alimentos no tiene por que ser un problema, todo es ponerse y organizarse.

En cuanto a los diferentes platos que hemos puesto en el ejemplo del menú semanal, son muy habituales en nuestra casa, pero cada uno puede o debe realizarse su propio menú, en nuestro caso somos un poco exóticos en cuanto a las comidas ya que nos gusta mucho probar nuevos sabores, estamos siempre comprando nuevos libros de cocina, sobre todo de países lejanos, para probar las recetas y si nos gustan las incorporamos en nuestro menú, son muchas las recetas que tenemos, algún día debería de hacer un libro sobre estas recetas.

Seguramente se habrá extrañado cuando indicamos que preparamos una sopa Tunecina llamada chorba. Cuando vivimos en ese país aprendimos a cocinar algunos platos populares y esta sopa es uno de ellos, se elabora en quince minutos, es muy simple y nutritiva, se elabora con pasta de tomate y diferentes especias, en vez de poner pasta, la sustituimos por sémola de cebada, muy habitual en estos países, la cual es muy nutritiva, fácil de digerir, se encuentra en la mayoría de tiendas árabes.

También cuando indicamos que hacemos garbanzos picantes o las lentejas con espinacas las cuales son platos de origen libanés muy típico, el cual se elabora en cinco minutos si previamente hemos cocido las lentejas, los garbanzos son una receta de la India, siempre indico que el hecho de que piquen es una opción, ha muchas personas no les gusta el picante, pero a nosotros si nos gusta.

Debemos tener en cuenta que el picante de origen natural es muy bueno para la salud, muchos de ellos nos dan grades cantidades de vitamina C, también nos limpian de tóxicos nuestro cuerpo, se comen las grasas y favorecen la digestión, sobre todo los chiles rojos, cada tipo de picante tiene sus propiedades, pero no todo el mundo esta dispuesto a consumir estos productos, en nuestro caso sí lo consumimos ya que nos hemos acostumbrado debido a que hemos residido en países donde es habitual este tipo de producto.

Resumen final

Resumiendo un poco todo lo expuesto en el libro, indicarles que la gran mayoría de productos elaborados, semi-elaborados, precocinados, congelados, incluso algunos frescos, pueden contener sustancias permitidas, pero que a la larga no sabemos que efectos pueden originar en el cuerpo humano.

La industria alimentaria no se ha creado para alimentarnos sanamente y ofrecernos productos de calidad, se ha inventado para hacer negocio con estos productos y cuya misión es la de reducir costes, aumentar tiempos de conservación y en muchas ocasiones sin tener en cuenta los efectos que esto puede provocar a los consumidores.

En muchos casos, los fabricantes nos indican en su publicidad o en los propios envases frases como "Haga deporte de forma habitual", "Coma una dieta sana", etc, en vez de indicarnos que el producto que esta comprando engorda, favorece la obesidad, contiene productos que a la larga pueden provocar enfermedades, etc. Seguro que nadie los compraría si realmente indicaran los efectos que pueden tener en la salud, pero para que estos industriales tengan la consciencia tranquila, creen que poniendo sus frases ambiguas ya han informado a la población y sin problemas siguen fabricando productos que nos pueden afectar seriamente la salud.

Los consumidores debemos ser mas exigentes e investigar lo que realmente nos están vendiendo. Estos productos son el resultado de la ignorancia y la dejadez por parte de los consumidores y de unos industriales con pocos escrúpulos que aprovechan esta coyuntura.

Por todos estos motivos, creemos que los consumidores estamos totalmente desprotegidos ya que la mayoría de gobiernos apoyan a esta industria, por lo que los controles que en ocasiones realizan no analizan profundamente y en base a pruebas científicas contrastadas teniendo en cuenta los consumos medios que un consumidor puede hacer de estos productos. Por ejemplo, el consumir un conservante en un producto determinado no tiene por que tener ningún riesgo para la salud, por eso al realizar pruebas sobre ese conservante lo declaran como no nocivo, lo que normalmente no tienen en cuenta es cuanta cantidad de ese conservante podemos consumir al día, semana o mes ya que esta presente en la mayoría de productos que consumimos, si lo analizaran así, la tabla de conservantes y productos autorizados que actualmente se aplica en los productos se vería drásticamente reducida, con lo que solo se limitan a poner en la etiqueta el consumo recomendado o que alguna organización internacional aconseja, lo cual es totalmente ineficaz ya que el consumidor medio no va calculando cuantos conservantes toma cada día, pero esta es la triste realidad, no podemos confiar en estos gobiernos ni oficinas que autorizan estos productos.

Es nuestra labor el escoger bien lo que compramos para así hacer cambiar estas prácticas, pero la realidad que vivimos es totalmente diferente, nos agasajan con cantidades inmensas de productos, marcas y envases bonitos, por no hablar de la publicidad y como hipnotizados vamos al supermercado a consumir lo primero que vemos con la excusa de que no tenemos tiempo para seleccionar o simplemente por pereza.

Cuando nos ponen las cosas muy fáciles y no pensamos en las posibles consecuencias, entonces perdemos todo el sentido de responsabilidad cayendo en las estratagemas y engaños por parte de los industriales.

Por este motivo hemos escrito este libro, para un reducido número de personas que como nosotros estamos preocupados por nuestra alimentación al ver que la moda actual es la de fabricar productos totalmente artificiales, la industria lo que pretende hacer es fabricar frutas, verduras, pescado, etc que ya lo esta fabricando de forma artificial, lo cual provoca la desaparición de agricultores, pescadores, etc, lo cual es un desastre monumental ya que estamos transformando e inventándonos productos que se parecen a los reales pero han sido modificados y fabricados en laboratorios desplazando a los productos reales y naturales.

Actualmente ya estamos consumiendo frutas y verduras que nunca han visto la tierra, han sido creados en instalaciones sin contacto con la tierra y alimentado con productos artificiales mediante sueros, como si de un enfermo se tratara. Eso si, unos productos muy bonitas, todas iguales, casi perfectos y con sabores artificiales que con el tiempo van a mejorar químicamente para que cada vez se parezcan mas al original y así ya no será necesario el plantar los productos originales, el agricultor tendrá los días contados.

Personalmente creemos que es un desastre para la humanidad esta práctica que nos la venden como un paso hacia la modernidad en los medios de comunicación, pero realmente es un fracaso monumental para el consumidor.

Nos venden todo esto con la escusa de que somos demasiados en este mundo y no hay comida para todos, pero esto es totalmente falso, es la escusa perfecta para crear una nueva industria donde los pobres seguirán sin poder comer por no poder tener acceso a estos productos, zonas de África y Asia donde la gente se muere de hambre por no tener acceso a sus propias tierras para ser cultivadas, nunca podrán disponer de esta comida prefabricada ya que su poder económico es inexistente.

Llevamos toda nuestra vida oyendo que en África y otras zonas se mueren de hambre, cuando éramos niños ya recogíamos alimentos en el colegio para ser enviados a estas zonas, ahora con cincuenta años sigue todo igual, por lo que algo se debe de hacer mal ya que estas poblaciones siguen con el mismo problema sin tener alimentos, ¿de que habrá servido enviar alimentos a estas zonas? no sería mejor enseñarles y ayudarles a crear sus propios alimentos o esto realmente no le preocupa al mundo moderno.

Si nos ponemos a analizar estas zonas, vemos que los propios habitantes no tienen acceso al agua ni a sus propias tierras, en muchos casos las corporaciones que proceden de países mas ricos se apoderan de las tierras para explotarlas y los productos que se cosechan se envían al mundo rico para ser procesado y vendido en supermercados, quedando los habitantes de la zona sin nada que llevarse para comer, realmente es decepcionante esta situación que ningún gobierno ha atajado, por lo que los pobres siguen igual a costa de dar comida a los mas ricos o favorecidos.

Por eso no es cierto que no hay comida para todos, que somos muchos, es falso. Podemos decir que es mas rentable que la industria alimentaria fabrique todo para venderlo al mundo rico, eso sería lo correcto, en decremento de las miles de personas que no tienen recursos en sus respectivos países.

Cuando era niño la mayoría de mis compañeros de clase vivían en casas en las cuales tenían sus huertos, cuando no tenían a sus padres que eran agricultores, ganaderos o pescadores.

Actualmente la triste realidad es que estos oficios ya están desapareciendo, debido a que no son rentables, la propia industria y los gobiernos que nos dicen que no hay comida para todos son los primeros en destruir y hacer prácticamente inviable trabajar en los campos o en el mar, así disminuye la producción, teniendo la escusa perfecta, no hay alimento, entonces lo inventamos, creamos una nueva profesión, el creador de alimentos, eso si, artificiales y procedentes de laboratorios.

Los gobiernos han creado leyes, supuestamente para la seguridad de los consumidores que hacen inviable estas profesiones. Las normativas han servido para que los profesionales, agricultores, ganaderos, pescadores, queseros, etc que todavía existen aumenten sus gastos enormemente, para poder cumplir con la normativa cada vez mas restrictivas, sobre todo en zonas denominadas ricas, como es Europa y Norte América, incluso en Europa algunos países imponen cuotas como medio de control para limitar la producción de productos, controlan las cosechas y los países mas agraciados apoderarse de las cuotas de producción, resultado, ya no es rentable el cultivar las tierras, tener ganado o salir a pescar, así si puede decirse que como no hay alimento para todos, entonces la nueva industria debe crearlo, cuando lo que hace es asfixiar a estas personas para que no puedan producir, de forma indirecta están creando lo que dicen, que no hay comida para todos, si la hay, lo que no dejan a la gente que la pueda producir, utilizando leyes y gobiernos para asfixiar la producción.

Basta con observar el campo en muchas zonas y veremos que donde antes se producía ahora ya no se produce nada. Vemos como los productores que son los que trabajan y se esfuerzan son los que menos dinero reciben de sus productos, esto se llama asfixia de la producción, en cambio en los mercados los precios están muy altos y los que consiguen beneficio son los intermediarios, no el pobre productor que apenas puede trabajar y al final dejará de producir.

Con todo esto queremos decir que lo que nos hacen llegar por la televisión y otros medios forma parte del engaño o desinformación a favor de la industria y los gobiernos, todo esta montado para que siempre sean los mismos los que hacen el negocio sin tener en cuenta los productores ni los consumidores.

Creemos que los consumidores como nosotros, personas medianamente inteligentes, no debemos de caer en esta trampa y entre todos obligar a los gobiernos y a la propia industria a cambiar esta forma de actuar, ¿como? Muy simple, siendo mas exigentes en los productos, comprar solo productos naturales, no comprar procesados o productos llenos de sustancias sospechosas y apoyar para que los propios productores vendan directamente sus productos al consumidor.

Hoy en día Internet es una ventana perfecta para informarse con rigor y para ofertar productos directos del productor sin tener que pasar por los canales que encarecen todos los productos.

Por este motivo hemos creado este libro, para concienciar a las personas y que algunas intenten ser mas exigentes a la hora de adquirir productos. Saber como hacerlo y creando pequeños cambios de hábitos, los cuales son mas saludables y indirectamente influyen en la actual industria.

Solo esperamos que muchas personas se animen a ser mas exigentes y consumir productos correctos. En este libro hemos dado unas pequeñas pautas para empezar, con un poco de voluntad comprobará que al poco tiempo su organismo y estado de ánimo mejoran, tendrá mucha mas energía y eliminará las grasas superfluas que nos generan los productos poco recomendables.

La obesidad en el mundo se solucionaría fácilmente si muchos de los productos que nos ofertan no existieran o estuviesen bien fabricados, con productos naturales, pero eso no sería rentable para los industriales.

Solo cambiando el consumo de azúcar, por un endulzante natural sin procesar en su estado natural, consumiendo sal de origen marino, sin ningún desapelmazante o componente extra (E-535, E-536, E-540, E-550, E-551, E-552, E-553b, E-570 y E-572), pero cuidado, los fabricantes no están obligados a poner en sus etiquetas que contienen este tipo de productos, por lo que actualmente la sal de mesa envasada como tal podemos decir que es un producto tóxico para nuestro organismo. Solución comprar sal cien por cien marina o desalar el agua de mar.

Tercer cambio, la repostería, reducir o eliminar su consumo y hacer en casa nuestro pan, los bocadillos, pan de hogaza, pan de molde, etc todo en casa es fácil rápido, económico, solo aprendiendo un poco, un poco de voluntad y la salud de nuestra familia mejora espectacularmente.

Ser mas exigentes en la compra, no comprar procesados, intentar adquirir productos frescos, cuidado con las etiquetas que ponen ecológico, Bio, Eco, etc, podemos afirmar que el producto ecológico como tal apenas existe, ya lo hemos explicado en este libro, por lo que se trata de un negocio mas que debemos cuidar.

Comprar productos como el pescado averiguando su verdadero origen, carnes reducir su consumo y consumir solo carnes que nos ofrezcan garantías, ir menos al supermercado, grandes superficie y mas a los mercados locales.

Simplemente con estos cambios su salud se lo agradecerá, adelgazará sin esfuerzo, su forma física mejorará rápidamente, su concentración así como su cansancio, tendrá una mejor calidad de vida a parte de tener menos probabilidades de sufrir enfermedades, pero cuidado, esto no es un milagro, tenemos muchas cosas a parte de la alimentación que nos atacan diariamente, la mayoría de forma indirecta, por lo que empezar por la alimentación es fundamental.

Apéndice

En el apéndice hemos creído oportuno incluir una reflexión personal sobre hacia donde va la industria alimentaria y a donde dirigen a los consumidores. Al parecer en pocos años todo esto va a cambiar, al menos así nos lo están haciendo llegar mediante noticias y novedades en los medios de comunicación, por este motivo hago una pequeña reflexión al respecto.

Igualmente y como hemos indicado en el texto, queremos añadir nuestras recetas para elaborar el pan en casa, se trata de recetas caseras, las que utilizamos regularmente, no sabemos si son correctas o no a nivel panadería ya que esta no es nuestra intención.

Esperamos que alguna persona se atreva a hacerse su propio pan o que al menos lo pruebe ya que es sumamente fácil y en muchos casos gratificante.

El futuro de los nuevos alimentos

Actualmente nos están bombardeando por todas partes con nuevos productos alimentarios, mediante noticias en la televisión y prensa escrita, así como de nuevos inventos que en alguna forma condicionarán la preparación de los alimentos del futuro.

Hace muy poco en la televisión han alabado las bondades de las impresoras 3D para la elaboración de alimentos a la carta, así como la cocina molecular, la cual transforma los alimentos y los convierte en sensaciones y sabores.

La industria nos está empezando a vender las bondades y mejoras de todo este tipo de productos de nueva generación, pero siguiendo con la filosofía de este libro, por norma general siempre nos intentan vender verdades a medias.

Toda esta nueva generación de productos alimentarios creará nuevos oficios, como es el creador de alimentos que nada tiene que ver con un cocinero, se trata de un señor en un laboratorio que intenta conseguir nuevos sabores, lo mas parecidos posible a los productos originales y a platos convencionales, al parecer esta nueva profesión nos la venden como una gran mejora.

No se, en este caso que les parece a los cocineros actuales, pero el Sr. Ferrán Adriá, conocido cocinero Español por ser uno de los mejores del mundo que personalmente admiramos, indicó en una entrevista televisiva que los cocineros serán siempre imprescindibles ya que son la base para elaborar nuevos platos y que los creadores de alimentos se basarán en estos cocineros para que puedan copiar los sabores de los platos y así poderlos comercializar al cliente final.

Mi pregunta es, ¿que sucederá cuando los creadores de alimentos ya dispongan de una base grande de conocimiento por parte de los cocineros? ¿No les parece que prescindirán de los cocineros? Ya no serán necesarios, al menos todos no, puede que un pequeño grupo de genios afortunados tenga trabajo para siempre, pero la mayoría de cocineros pasarán a no tener trabajo, ¿no les parece?

La industria sigue utilizando la escusa de siempre para vendernos las bondades de los nuevos alimentos, en este libro ya hemos comentado algo de esto, nos dicen que *"somos muchos en el planeta y no hay o no habrá en el futuro comida para todos",* lo cual es totalmente falso, esa no es la realidad.

Todos estos nuevos alimentos solo estarán disponibles para los países ricos o desarrollados ya que son los que tienen el dinero suficiente para poderlos adquirir, los países pobres o con poco desarrollo, esos que sacan sus niños por la televisión cuando quieren recaudar dinero, supuestamente para ayudarlos, esos seguirán igual o peor que ahora.

Lo cual no es cierto que no hay comida para todos, sino que lo que queremos es hacer negocio con esto para los que tienen dinero.

Los países con problemas, seguirán con sus problemas incluso se agravarán, lo cual esta nueva comida solo será para unos pocos. Lo buenos de todo esto, es que al elaborar los alimentos en laboratorios van a dejar en paz a estos países y supuestamente les devolverán las tierras para que ellos puedan cultivarlas y así salir de la hambruna que hasta hoy siguen padeciendo en el mundo.

Pero cuidado que si estos países logran superarse y después intentan exportar sus excedentes alimenticios naturales conseguidos por la agricultura y ganadería convencional, serán literalmente aplastados por la industria,que es la que tendrá el control total y monopolio de la comida en los países desarrollados por lo que vemos muy difícil que los países desfavorecidos puedan tener un gran futuro, al menos podrán cubrir sus necesidades ya que actualmente no es posible y mucha culpa de que ocurra esto la tenemos los países llamados desarrollados.

Creemos que el llevarles alimento a estas personas con precariedad no es una solución, esta bien como medida de emergencia primaria, pero lo que hay que hacer es que cultiven sus productos y ayudarles a conseguir lo que precisen, como energía, agua, etc. Eso si sería una ayuda, darles un saco de arroz de vez en cuando no lo podemos llamar ayuda, pero personalmente creemos que no interesa a nadie que esta gente salga adelante, así utilizamos la famosa excusa de que no hay alimentos para todos, será que no dejamos que haya alimentos para todos y así lo creamos.

Volviendo a estos nuevos alimentos, realmente sin saber demasiado de este tema, nos llevamos la impresión que en pocos años ya no existirán los agricultores, ganaderos, cocineros, etc. si no que se van ha hacer los alimentos a la carta de forma totalmente sintética, en laboratorios, los cuales realizarán, inventarán y simularán sabores o copia de sabores de platos tradicionales para duplicarlos e incluso mejorarlos, se imaginan esta situación.

En pocas décadas ya no nos acordaremos ni de los sabores ni de los productos originales, por lo que será muy fácil crear nuevos sabores y alimentos ya que no tendremos en la memoria los originales, será mucho mas fácil que nos engañen.

El poder hacer comida mediante una impresora 3D, nos parece muy mal, comida sintética. Si hasta ahora vemos que la comida procesada es un desastre para nuestro cuerpo, que los conservantes y otros productos nos influyen negativamente en nuestro cuerpo ¿que ocurrirá cuando nos vendan estos alimentos sintéticos? Vamos a parecer perros comiendo pienso desde una máquina automática.

Por cierto, ¿se han fijado, desde que ofrecen productos para mascotas como los piensos, han crecido de forma exponencial las clínicas veterinarias? ¿han pensado alguna vez que contienen esos piensos? ¿porque ahora muchos de esas mascotas mueren prematuramente por tumores?, solo les pedimos que lo reflexionen, pero al cambiar la alimentación a las mascotas, estas sufren mas problemas en su salud. ¿Les suena esta situación? modificamos su alimento indicando que es mejor y mas cómodo para nosotros y empezamos a tener problemas de salud en las queridas mascotas.

Nos aterra pensar lo que puede ocurrir cuando unas pocas empresas alimentarias sean las responsables únicas de fabricar estos alimentos sintéticos, realmente es muy preocupante estar en manos de personas que hasta ahora no han demostrado que piensen demasiado en el consumidor.

Por eso, sin animo de ofender, nos parecemos cada vez mas a los perros o gatos, a los cuales les ponen el pienso, en nuestro caso piensos muy bonitos, sabrosos y maquillados, pero al fin y al cabo comida sintética.

Nos están vendiendo estas bondades y mientras tanto hacen la vida imposible a los pequeños productores, se abandonan los campos, las personas emigran a las grandes ciudades, por lo que todo se degrada, esperemos que esto no sea el futuro que nos contaban cuando eramos niños. Cada día se parece mas a las malas películas de ciencia ficción.

Sin llegar tan lejos, como es esta nueva comida molecular o sintética, actualmente para los productos frescos ya existe una gran manipulación de los mismos, nos referimos por ejemplo a las frutas y verduras, las cuales ya casi el cien por cien han sido modificadas en laboratorios para ser mas rentables, tener menos enfermedades, etc, pero ya no se trata del producto original.

El otro día por la televisión anunciaron que ya han fabricado los nuevos tomates con el sabor de antaño, es decir, han modificado los actuales tomates, para que sepan mejor, como los antiguos tomates ya que los actuales son insípidos y de tomate solo tienen la forma. Esto es una modificación del producto para que parezca el original, lo cual nos indica que de original no tiene nada y tampoco los efectos que puede producir en el tiempo esta modificación.

Es muy habitual hoy en día el tener productos modificados sin saberlo, aquí los gobiernos son cómplices directos de todo este negocio.

el agricultor ya no tiene acceso a las semillas originales, no, le venden semillas modificadas, lo cual no esta demostrado que a lo largo de la vida de una persona este producto no produzca efectos negativos en la salud, poco comemos de natural al igual que a un ganadero, no puede vender su carne si previamente, según marcan las leyes, no a atiborrado al animal de antibióticos, vacunas y otros productos que en teoría son para garantizar que son aptos para el consumo.

En definitiva, creemos que en la actualidad los alimentos ya han sido alterados casi todos, alguno habrá en las montañas escondido de la civilización que todavía mantenga los productos originales, pero muy pocos.

Como último caso, el otro día, también nos dieron una noticia en la televisión como muy buena y positiva, se trata de las papas Canarias, las cuales apenas se cultivan ya que no son rentables, ahora la noticia es que a estas papas se han modificado su ADN en laboratorio para que sean mas productivas y libres en enfermedades. ¡ *Esto nos lo venden como bueno, los propios Canarios* !

Ya no se trata de las papas de toda la vida, han sido modificadas genéticamente para que ahora si sean un negocio, magnífico según los Canarios, pero un desastre para los productos originales ya no son las originales de antaño, es un producto creado en laboratorio solo para que ahora algunos puedan hacer negocio con este producto.

Creemos que en vez de fomentar la creación de nuevos productos que estos a su vez quitarán empleos tradicionales, sería mejor fomentar la producción, a los pequeños productores y a los países potenciales, en vez de inventarlo en laboratorios con la intención única de hacer negocio.

Se ha puesto a pensar alguna vez que si por ejemplo en la alimentación de la nueva era, nos lo dan todo hecho, a medida, que unas máquinas nos confeccionarán los menús a medida y somos servidos por robots, entonces todos estos empleos que se perderán, los cocineros, pinches, camareros, etc, ¿quien demonios trabajará, en que trabajaremos, como podremos pagar todos estos productos y nuevos servicios?.

Lo que si vemos, al menos en nuestro país, es que cada vez hay menos trabajos y que cuando una persona llega a una cierta edad se queda totalmente descolgado y sin posibilidad de salir adelante mediante un empleo digno, actualmente el mercado de trabajo es cada vez mas reducido, hay menos profesiones y para personas de mas de 40 años ya es un problema encontrar trabajo.

Si no hay consumidores que puedan comprar productos tendremos un gran problema ya que unos pocos afortunados podrán comprar estos productos pero el resto no tendrán ni la ocasión de poder cultivar sus alimentos, realmente preocupante, creemos que el modelo actual no es bueno para el futuro de las personas y la alimentación.

Recetas para pan casero

Animamos a todas las personas a que elaboren su propio pan, es sumamente sencillo y no requieren ninguna experiencia previa. Existen multitud de vídeos en internet y libros que explican perfectamente la técnica de hacer pan, lo cual no es el objetivo de este libro, pero les vamos a dejar dos recetas caseras que utilizamos nosotros para hacer nuestro propio pan.

Pan de molde para el desayunos

Ingredientes:

- 250 ml de leche entera
- 50 ml de agua
- 2 trozos pequeños de mantequilla sin sal
- 2 cucharadas de Panela
- 1 cucharada de café de sal marina
- 1 cucharada pequeña de levadura panadería seca
- 375 gr de harina de fuerza naturales

Preparación:

1. Mezclar la leche, el agua y la mantequilla, calentarlo todo hasta unos cuarenta grados centígrados, quitar del fuego y añadir la levadura.

2. Mezclar en un bol la harina con la sal y la panela, mezclar lo bien y añadir el líquido que hemos preparado previamente.

3. Amasar durante 10 minutos, la masa estará muy húmeda, es normal. Esta masa es complicada de manipular pero con un poco de práctica le será mas fácil, nunca añada harina a la mezcla. dejar reposar en el bol durante 40 minutos.

4. Amasar 2 minutos la pasta para deshincharla y dejarla reposar mientras engrasa con aceite o mantequilla los el molde para poner la masa. Aconsejo moldes de aluminio para horno desechables o de cristal.

5. Poner la masa en el molde y taparlo con un trapo unos 40 minutos, comprobará que la masa sube dentro del molde.

6. Precalentar el horno a 200 grados centígrados, una vez caliente ponga el molde unos 30 o 40 minutos, comprobará que la masa subirá, vigilar no quemarla, con un cuchillo o objeto punzante a los 30 minutos comprobar si esta hecho, desmoldar en caliente ya tiene su pan de molde.

Nosotros hacemos unos cuatro o cinco panes a la vez, simplemente debe multiplicar esta receta por cinco, así aprovecha mejor el horno, puede poner los cinco panes a la vez.

Una vez ya están fríos y han perdido humedad puede congelar los. Los cortamos por la mitad y los congelamos.

Para descongelarlos sáquelos un día antes de consumir y deje que se descongele por si mismo, el pan estará como recién horneado.

Bocadillos tipo pita

Ingredientes:

- 500 gramos de harina de fuerza natural
- 300 ml de agua
- 2 cucharadas de levadura de panadero en seco
- 1/2 cucharada de panela
- 1 cucharadita de sal marina
- 2 cucharadas de aceite

Preparación:

1. Calentar 100 ml de agua a 40 grados, quitar del fuego y disolver la levadura seca en el agua.

2. Mezclar en un bol la harina, sal, panela y añadir los 100 ml de agua con levadura, mezclar y añadir el resto del agua.

3. Amasar durante 15 minutos y poner en un recipiente o bol que previamente habrá puesto aceite para que no se pegue la masa, dejar la masa una hora y media tapada en el recipiente.

4. Amasar la masa nuevamente durante unos minutos para deshincharla y dejarla reposar otra vez durante 10 minutos.

5. Dividir la masa en trozos de 100 gramos, con este peso le salen 8 trozos o panecillos.

6. Formar los bocadillos, se aplastan con la mano hasta quedar de un grosor de unos 3 o 4 centímetros, se le pone aceite con la yema de un dedo y se traslada a una

plancha de hornear, una vez puesta la masa (poner la masa aceitada en contacto con la plancha de hornear), poner aceite en la parte superior de la masa. Hacer lo mismo con los 8 trozos, deberían de caber en la plancha de horneo son problemas. Dejar tapado con un trapo durante 20 minutos.

7. Precalentar el horno a 220 grados, poner la plancha de horneo lo mal alto posible con el gratinador conectado, se hornean unos 5 a 10 minutos, comprobar que no se queman.

Obtendrá unos bocadillos caseros muy sabrosos y nutritivos, listos para poderlos rellenar con cualquier producto. Se pueden congelar una vez está fríos.

Nosotros solemos hacer de tres a cuatro kilos de harina para poder tener estos bocadillos para tres semana o un mes de consumo. solo dedicando un poco de tiempo un sábado al mes tendrá todos los bocadillos para su familia.

Para descongelar sacar los bocadillos congelados 24 horas antes de consumir, puede ser calentados en la parrilla o microondas para comerlos calientes, ideales para rellenarlos con verduras, carnes incluso dulce, pero cuidado con el azúcar que use.

Esperamos haber dado algo de luz a los lectores con referencia a los actuales alimentos que podemos encontrar y sus efectos sobre nuestra salud, pero este libro no esta escrito para alarmar, todo lo contrario, esta escrito para dar a conocer la triste realidad y ofrecer al lector un sistema para dejar de consumir productos básicos adulterados o poco recomendables, mediante nuestra propia experiencia.

Igualmente queremos hacer hincapié sobre el futuro de la industria alimentaria y la fuerza que podemos tener como consumidores, realmente serán los consumidores inteligentes los que realmente impongan a la industria que futuro queremos, al menos esto sería lo correcto, pero hasta el día de hoy no es así y es la industria y los gobiernos los que nos marcan la tendencia.

Todos sabemos que si un producto no se consume, baja su precio e incluso desaparece, este es nuestro poder, el del consumidor, pueden inventar lo que quieran que si no lo compramos no servirá de nada, esto sería lo correcto y democrático, además de exigir mayor información y control que de momento es inexistente aunque nos hagan creer que todo esta controlado, lo único controlado son los consumidores.

Esperamos haber contribuido en algo mediante este libro, le agradecemos su lectura y le animamos a que comparta con nosotros sus comentarios.

Pueden contactar con nosotros si lo desean para comentarios sobre este libro a través de nuestro email o solicitar información adicional, podemos contestar en Español, Ingles, Francés, Portugués o Italiano.

email: bookepons@gmail.com